たった5秒で

痛みを治す！
ほぐすだけ
ボールペンマッサージ

理学療法士　石部伸之

廣済堂出版

はじめに

激しい腰痛の原因は「筋硬結」！

「妻が激しい腰痛で動けなくなり、救急車で病院へ運ばれてしまった！」

ある日、友人から電話がかかってきました。

友人の妻は、朝、ベッドから起き上がろうとした瞬間に激しい腰痛に見舞われ、過呼吸になってそのまま動けなくなったそうです。いわゆる「ギックリ腰」です。

そのまま大病院へ入院になりました。

痛み止めの注射をしてもらって少しは落ち着いたものの、寝返りもできないほどの痛みが続きました。

さまざまな検査を受けましたが、激しい腰痛を引き起こすような異常は特に見当たりません。医師によると、腰のＭＲＩ画像に写っている、「若干のヘルニア」による神経の圧迫が原因だろうとのこと。

「医者からは手術をすすめられているのだが、妻はできれば手術はしたくない。

でもするべきだろうか？」

私は理学療法士として長年病院に勤務し、肩コリや腰痛、関節痛といった整形外科系疾患から、脳梗塞後遺症やパーキンソン病といった脳神経疾患にいたるまで、さまざまな病気のリハビリテーションなどを行っています。友人はそれを知っていたので相談してきたのです。

私は「もしも腰の神経が完全に圧迫されると下半身が動かなくなるし、尿意も感じなくなるはず。詳しく検査してもそこまでの異常はないんでしょう？　足の指や足首が動いて、尿も普通に出るのなら、別に手術するほどではないよ」と言いました。実際、軽いヘルニアでは手術は必要ありません。

「手術はハッキリ断ればいいよ」と私。

幸い2週間後には、なんとか自力で歩けるようになったため、手術を受けずに退院できたそうです。

そして、彼女は私の勤務する病院でリハビリすることになりました。

診断は「腰椎椎間板ヘルニア」のままでしたが、ヘルニアに対する治療は何も

筋肉のイメージ図

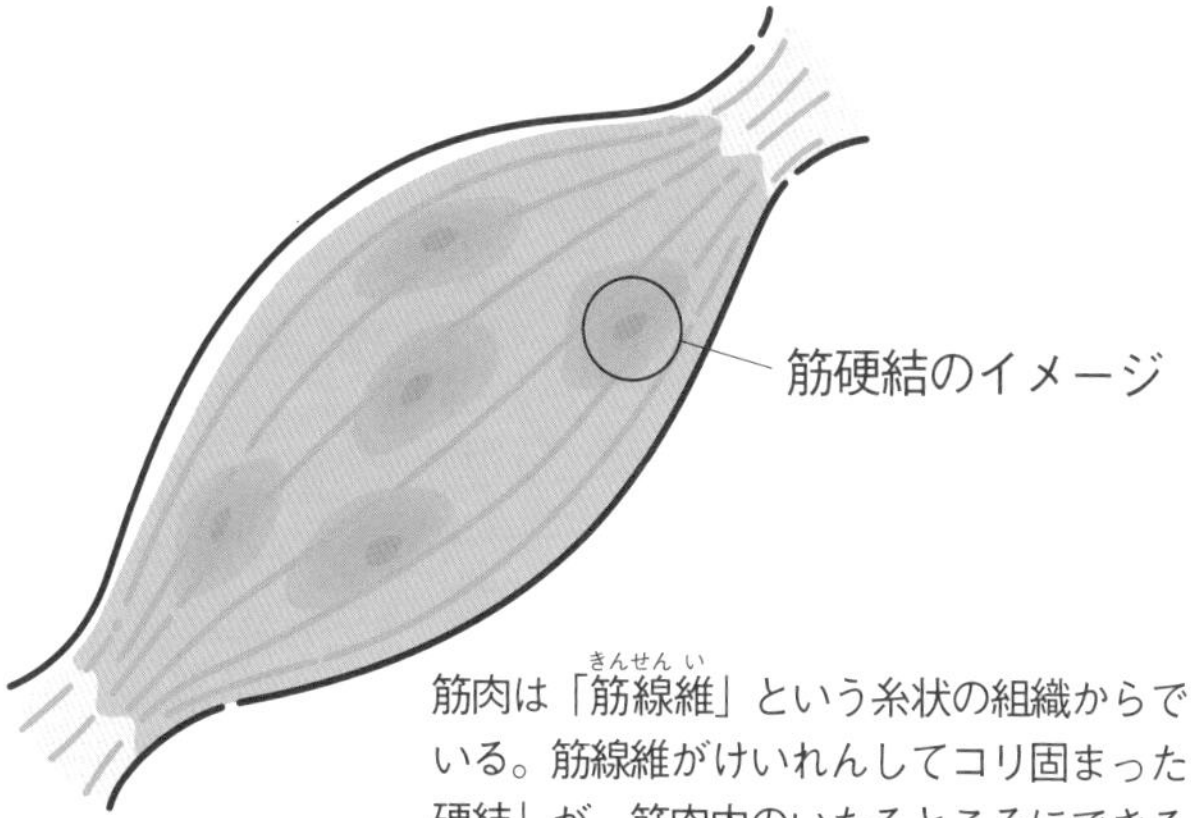

筋肉は「筋線維《きんせんい》」という糸状の組織からできている。筋線維がけいれんしてコリ固まった「筋硬結」が、筋肉内のいたるところにできる。

していません。

結論から言えば、彼女の腰痛は、腰周囲の筋肉をほぐすことで改善したのです。

どういうことでしょうか？

彼女は腰痛が発症する前、1日中しゃがみ込んで草取りをしていたそうです。しかもそれを何日も続けていたというではありませんか。

深くしゃがみ込む姿勢をとり続けると、腰の骨と脚の骨をつなげている「腸腰《ちょうよう》筋《きん》」という筋肉に負担がかかります。

それで腸腰筋がけいれんして固まり、その中に、**「筋硬結《きんこうけつ》」**という筋肉のコリ（かたまり）ができていました。これは一種の筋肉痛であり、激しく耐えがたい痛みを引き起こすのです。

私は彼女に、腸腰筋とその周囲にあるさまざまな筋硬結をこまめにマッサージしてほぐす方法や、腰に負担のかからない動き方を指導しました（これらの方法はパート3と5で説明します）。

その結果、徐々に痛みは軽減し、数か月後には違和感なく歩けるまでよくなりました。彼女は現在、普通にランニングを楽しめるほど回復していて、腰痛も再発していません。

おそらく、**筋硬結をほぐさなかったら、彼女はギックリ腰を経て、いわゆる「腰痛持ち」になっていた**でしょう。

実は、多くの人の肩コリや腰痛、関節痛などは、このケースと同じように、筋硬結が大きな原因なのです。

こう聞くと、あなたはきっと次のように思われるでしょう。

「そんなわけない！　起き上がれず、過呼吸になるほど激しい腰痛が、筋肉痛であるはずがない！　そもそも筋硬結って何？」と……。

その気持ちはよくわかります。

しかしこれはまぎれもない事実なのです。

では一体、**筋硬結とはなんなのでしょうか？**

実は似たようなことを私も経験しました。

5年以上前に、筋トレ中に左手で勢いよくダンベルを持ち上げた瞬間、左肩に鋭い痛みが走り、左腕と左指も激しくしびれたのです。

病院で診断を受けたところ、首の骨に骨《こつ》きょく（骨が変形してできたトゲ）ができていて、「変形性頸椎症《へんけいせいけいついしょう》」と言われました。

薬を飲んだりいろいろな治療を受けましたが、あまりにも痛みやシビレが激しいため、不安な日々でした。

そこで自分でも国内外のいろいろな文献を読みあさり、この原因のひとつが筋硬結であると知ったのです。

首の筋肉を確かめるとやはりコリッとした筋硬結ができており、病院通いしながらも、自分でも筋硬結をピンポイントでマッサージし、ほぐすようになりました。

骨の変形は治るものではないので、そのままです。

しかし、３か月後には痛みもシビレも消えました。

結局、**痛みとシビレの主原因は筋硬結**だったのです。

筋肉のけいれんが激しい痛みを起こす理由

それからも独学で勉強を続け、ふだんの仕事でも常に筋硬結を意識しながら患者さんのマッサージなどを行ったところ、実際に痛みが治まる患者さんがたくさんいたので、これを多くの方に伝えたいと思うようになりました。

筋硬結が、いろいろな痛みを引き起こすという考え方は、私独自ではなく、最近では多くの病院やマッサージ店などでも取り入れられています。

原因は筋トレや草抜きだけでなくさまざまで、運動不足やデスクワーカーで姿勢が固まっている人、ランニングやウォーキングをしている人、子どもでも若い方でも筋硬結はできます。

筋硬結は、できてもすぐに痛みはじめるわけではありません。筋硬結が徐々に悪化し、ある一線を越えると急激に痛み出します。

「でも、筋肉のけいれんごときが、そんなに激しい痛みを起こす?」と思われますか?

もうひとつ例を挙げましょう。

あなたも一度は、足がつった経験があるでしょう。ふくらはぎがつった場合は「こむら返り」と言い、これはふくらはぎの筋肉がけいれんしたものです。

それこそ、**のたうち回るほどの「筋肉痛」**ですよね。

こむら返りが、腰の奥にある筋肉で起きたと想像してみてください。これが「ギックリ腰や激しい腰痛」です。しかもそれがずっと続くと想像してみてください。

これが**なかなか治らない「腰痛持ち」の状態**です。

腰に違和感があったり、**少しでも腰痛のある人のほとんどの脊柱《せきちゅう》起立筋《きりつきん》（背中の筋肉）や腰方形筋《ようほうけいきん》（腰回りの筋肉）には筋硬結がある**と思います。

背部の筋肉は重力に逆らって姿勢を保持し続ける筋肉ですから、慢性的な疲労が蓄積し、歳をとればとるほど、筋硬結ができやすいのです（腰痛改善のボールペンマッサージは１０８ページ）。

なぜ筋硬結が関節痛を起こすのか？

では、どうして筋硬結の痛みが、「腰痛」や「首の痛み」のように、関節の痛みを引き起こすのでしょうか？

まず、**筋肉と腱《けん》、関節は、すべて「筋膜《きんまく》」「骨膜《こつまく》」でひと続きにつながっています**（39ページでも詳しく説明します）。

筋硬結は筋肉内にできる「コリ」ですが、それがその筋肉の端にある腱を強くひっぱります。その結果、その腱が付いている関節も痛みはじめるのです。

もちろん、すべての肩コリ、腰痛、関節痛が筋硬結によるものというわけではありません。別の病気による場合もあります。

しかし、痛みの原因が筋肉のけいれんにある場合、その治療法は極めてシンプルです。

筋硬結をほぐせばよいのですから。

本書の目的は、痛みを起こしている筋硬結を自分自身で見つけ出せること、そしてその筋硬結をほぐすために、最適なマッサージを自分自身でできることにあります。私はそのために「ボールペンマッサージ」を考案しました。

このマッサージは、ごく普通のボールペンで、ご自宅で、どなたでもかんたんに実践できます。

さらには、痛みを再発させないために、**普段の生活で心がけるべき体の動かし方、そして筋肉を強くする方法「逆ストレッチ」**も紹介します。

これらを身につければ、わざわざ病院や治療院に通う必要もなくなります。

体に何らかの痛みが生じた場合、それを自分自身でケアできるようになれば、どんなに心強いでしょうか。

本書があなたを、肩コリ、腰痛、関節痛から解放してくれることを、著者として心から願っています。

Contents

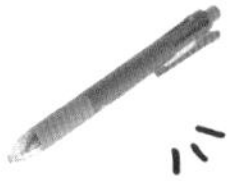

Part 1

＼これが痛みの原因だ！／
ボールペンマッサージでほぐす
「筋硬結」の正体

Part 2

＼ここに注意！／ 失敗しないボールペンマッサージ

Part 3

症状・病気別
ボールペンマッサージをやってみよう！

Part 4

＼7秒だけ！／ だれでもできて筋肉が強くなる「逆ストレッチ」

Part 5

予防・改善編

肩コリ、腰痛、関節痛を激減させる体の動かし方

デザイン　太田玄絵
写真撮影　松井大樹 Hi-tree photo & design（代表）
撮影協力　岡山レンタル撮影スタジオ Kakurega
イラスト　みわまさよ
本文写真　©123RF
編集協力　大西華子
校正　矢島規男
DTP　三協美術
編集　江波戸裕子

Part 1

＼これが痛みの原因だ！／

ボールペンマッサージでほぐす「筋硬結」の正体

だれにでも少しは存在する「筋硬結」

「はじめに」で、私たちを悩ませる肩コリ、腰痛、関節痛の原因の多くは、実は「筋硬結《きんこうけつ》」だと言いました。

しかしもちろん、コリ、痛み、シビレといった症状のすべてが筋硬結によるわけではありません。

背骨の圧迫骨折やリウマチなどによる痛みもあれば、糖尿病による神経痛もあります。「ただの筋肉痛だと思っていたら、ガンだった」なんてこともあり得るのです。

ですから、**まずは明らかな病気がないかを病院で診断してもらいましょう。**

そして、病気ではなく、よくある慢性の腰痛、肩コリ、ひざ痛などであれば、「ボールペンマッサージ」で必ず改善できます。

「私に筋硬結なんて、まさかそんなものはない！」と思われるかもしれませんが、**私にもありますし、みなさんにも必ず多かれ少なかれあります。**

指で筋肉を軽く押すと、他とは違う痛みを出し、少しコリッとする物体が筋肉内に見つかります。この物体が筋硬結です。

指で押さなくてもつねにそこから鈍痛を感じることもありますし、体を動かすときにも痛みを感じやすいです。この筋硬結が慢性の痛みやコリ、シビレを引き起こします。

また、ギックリ腰などの激しい痛みも、筋硬結が原因の場合があります。言いかえれば、ギックリ腰をやった人には筋硬結があるのです（１０８ページ参照）。

まずは筋硬結がなぜできるのかを見ていきましょう。筋硬結はどなたにでもできるものだとわかると思います。

筋硬結の原因①

買い物袋を持ち上げるとき、咳やくしゃみをしたとき……力が入った瞬間にできる！

筋硬結は筋肉に瞬間的に力が入ったときや、不自然な姿勢で力を込めた瞬間などにもできます。たとえば、次のような場合です。

・買物に行って、食材の詰まったエコバッグを手でグッと持ち上げた瞬間、首や肩回りの筋肉がバチッとけいれんし、筋硬結ができる。
・腰を曲げて床からモノを持ち上げようとした瞬間に、腰の筋肉がけいれんして筋硬結ができ、ギックリ腰になる場合もある。
・料理を炒めるためにひじを曲げてフライパンを何度も前後に動かすと、ひじを曲げる筋肉（上腕二頭筋《じょうわんにとうきん》や腕橈骨筋《わんとうこつきん》）に筋硬結ができることもある。
・咳やクシャミをしただけでも、腰に筋硬結ができるケースもある。

・歯医者さんで歯の治療を受けているときも、首や肩がガチガチに緊張して筋硬結ができてしまう。

・歩いていて少しつまずいただけでも、腰や首の筋肉がキュッと収縮してゆるまなくなり、そのまま筋硬結ができる場合がある（交通事故のムチ打ち症はこれのひどいバージョンです）。

・寝ているときに、毛布や布団を腕でねじってはねのけようとした瞬間に肩に筋硬結ができることも。高齢の方は、この瞬間に肩の筋肉の腱《けん》を断裂することがよくある。

このように、筋硬結は、カンタンにできてしまうのです。

筋硬結の原因②

じっとしているデスクワーカーでも できてしまう

「ふだん、デスクワークがほとんどだし、筋肉もそこまで使ってないなぁ」

と思う方はいらっしゃるでしょうか。

しかし、残念ながらそれでも筋硬結はできます。


私たちはふだんの生活で、ある一定の姿勢を保ち続けることがよくあります。

たとえば何時間もパソコンの画面を見つめながら、キーボードを打ち続ける姿勢です。

デスクワーカーの方は、みなさんそうでしょう。患者さんでもそのような方は非常に多いです。

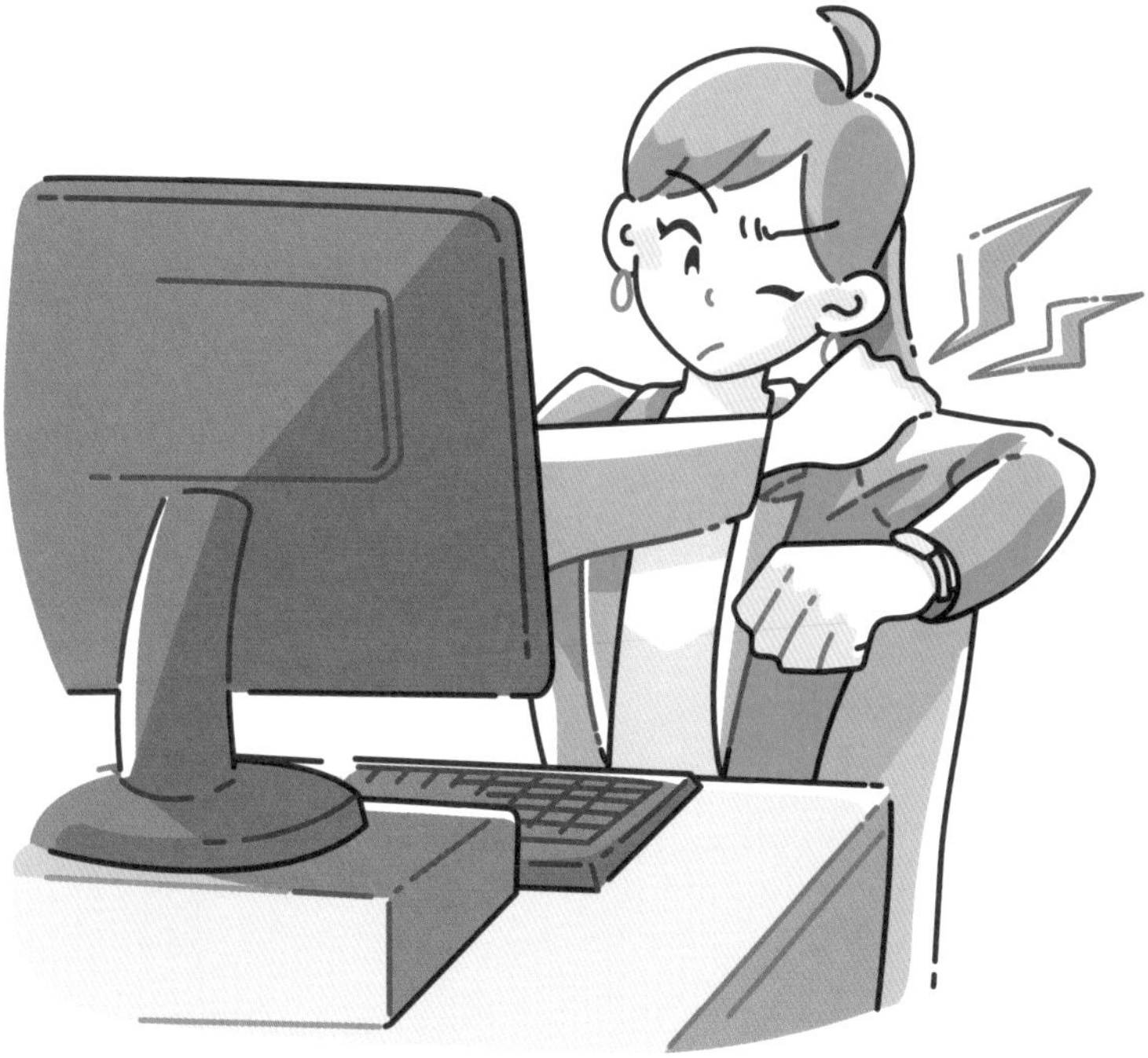

何時間も同じ姿勢のままキーボードを打ち続けたりすると、筋肉は炎症を起こしたときと同じように血行が悪くなり、小さな筋硬結ができる！

この場合、**姿勢を保ち続けるために筋肉は収縮し（力を入れ）続けなければなりません。**

筋肉が収縮し続けると、筋線維《きんせんい》（筋肉をつくる線維状《せんいじょう》の細胞）やそれを包む筋《きん》膜《まく》が癒着したり、筋肉内の毛細血管《もうさいけっかん》やリンパが圧迫され続けたりします。

すると、筋肉の血行が悪くなり、必要な酸素や栄養素が不足してきます。

さらには、細胞から即座に「痛み物質」が放出されはじめます。

たとえば長時間正座したあとは足がシビれて、立ち上がれなくなりますよね。

それと似たような状態です。

このように、**長時間同じ姿勢を保ち続けても、筋肉内には小さな筋硬結ができてしまうのです。**

「私は力仕事はしてないから、筋硬結はできない！」なんてことはないのです。

デスクワークをしているときは、**理想を言えば20分ごとくらいに、肩を上下に動かすとか、席を立つとかして、筋肉を動かす必要があります。**「20分ごとはムリ」

であれば、せめて1時間ごとに動かしましょう。
でないと、肩コリ、首コリ、腰痛、坐骨神経痛《ざこつしんけいつう》などに苦しめられます。

筋硬結の原因③
運動不足の人もできる!

筋硬結は、よくある「筋肉痛」が悪化してもできてしまいます。
慣れない力仕事や久々の筋トレをした翌日などに起こる、あの筋肉痛です。

ふだんからよく使う筋肉は、ある程度、鍛えられた状態にあり、筋肉に血液を送る毛細血管も発達しています。そのため、少しくらい筋線維が傷ついてもすぐに修復されます。つまり、筋肉痛が起こりにくいと考えられます。

一方、ふだんあまり使わない筋肉は弱く、毛細血管もあまり発達していません。
そこで筋線維が損傷してしまうと、修復に必要な血液が集まるまでに時間がかかかって筋肉痛になります。

つまり運動不足だったりすると筋肉痛になりやすいのです。

「ふだん使ってない筋肉を使ったら、筋肉痛になった！」というのは、まさにその通りですね。その筋肉痛がなかなか治らないと筋硬結ができます。

また、運動が不足すると筋肉が衰え弱くなります。弱い筋肉は、わずかな動作で疲労し、カンタンに筋硬結ができてしまいます。

筋硬結の原因④
筋肉痛が慢性化するとできる！

いわゆる「筋肉痛」のほとんどは、数日後には嘘のように消えてなくなります。

そのため「筋肉痛なんてたいしたことはない」「放っておいても数日ですぐによくなる」と思われがちです。

しかし、恐ろしいことにいつまでたっても治らない筋肉痛、つまり「筋肉痛の

筋硬結をほぐすと痛みが改善する！

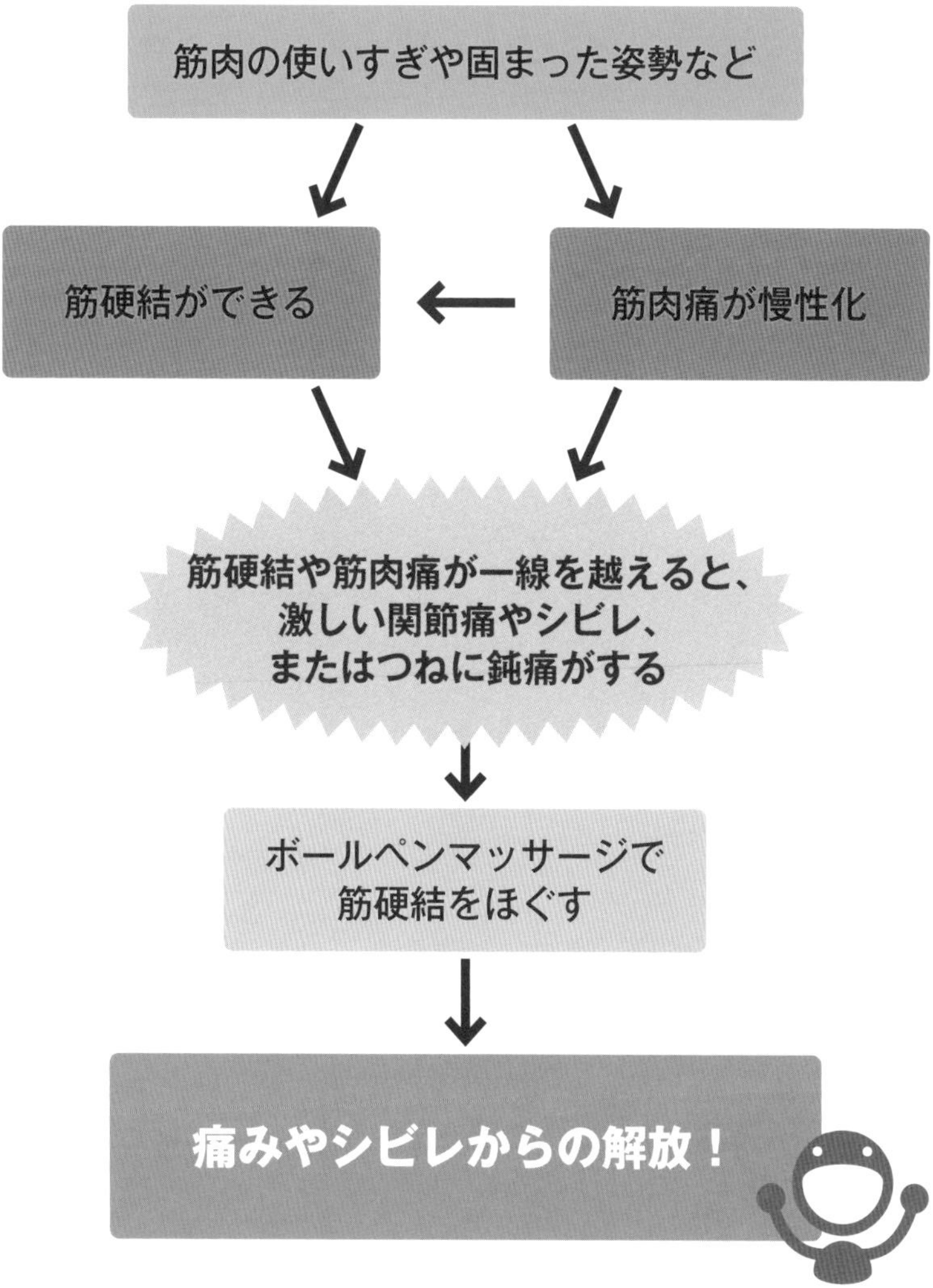

慢性化」があるのです。

ひとたび、慢性の筋肉痛に陥ってしまうと、常に何らかの違和感や痛みが筋肉に残り続けます。

そして厄介なことに、慢性の筋肉痛が進行して「筋硬結」ができるのです。

●少々の腰痛では、仕事や家事、育児を休めないから慢性化する

筋肉痛は、筋肉に負担がかかったことによる筋肉の損傷が原因です。筋肉が損傷してしまうと、それを修復するために炎症がはじまります。風邪のときにのどが腫《は》れるのと同じです。

同時に「痛み物質」が生産され、筋肉内にある神経を刺激しはじめ、痛みが生じるようになります。

しかし、基本的に風邪の炎症と同じく、筋肉の炎症も一過性であり、長引きはしません。

筋肉痛も、炎症が終息するまでムリをしなければ、筋肉の損傷は完治してくれます。**筋肉には非常に強力な再生能力が備わっています。**

少しくらい傷ついても、しっかり再生し傷つく前よりも強くなります。これが**「超回復《ちょうかいふく》」**と呼ばれるものです。

ところが私たちは筋肉痛があっても、そうカンタンに安静に過ごせません。肩や腰にちょっと違和感があるくらいでは、なかなか仕事や育児を休んだりできませんよね。

「まあ多少痛いけど、歩けるな」とガマンして動いてしまいます。

実はこの「痛いのに動かす」ことほど、筋肉にとって悪いことはありません。**すり傷を指でゴシゴシこするのと同じです。**

動いていると筋肉の炎症はさらに悪化し、筋線維の損傷はいつまでたっても完治しない場合があります。

もちろん人間は寝て休む時間があるため、たいていの炎症はなんとかおさまりますが、その程度によっては何か所か炎症が残ることがあるのです。

これが「筋肉痛の慢性化」といえる状態で、筋硬結ができてしまいます。

最近、腰痛でもあまり安静にしすぎないほうがいいという説がありますが、それは痛みがある程度おさまってからの話です。

子どもでも若い人でもできる

他にも、昔からの筋肉への小さな負担の積み重ねなどで筋硬結はできます。なので、**中高年以上のほとんどの方は筋硬結がある**でしょう。また、筋硬結は子どもでも若い方でもできます。小中学生でも、激しい運動を日常的にしている場合はできます。

私の息子は大学受験のために長時間同じ姿勢で勉強していた結果、肩と背中まわりの僧帽筋《そうぼうきん》と肩甲挙筋《けんこうきょきん》にたくさんの筋硬結ができていました。まさに、ガチガチに筋肉が固まって、激しい肩コリ・首コリに悩まされました。

私が毎晩マッサージして対処し、現在は治っています（肩コリ・首コリ改善は74ページ参照）。

受験勉強などは一時のことですが、仕事や家事での不適切な姿勢や動作は一生続きますから、筋硬結はなかなか解消しません。

だからこそ、こまめなボールペンマッサージが非常に重要になります。

筋硬結の大きさや感触は？

筋硬結の大きさは、鉛筆の芯ほどのものから、マカロニの太さほどのものまでさまざまです。形はいろいろですが、触った感じはコリコリとしていてゴムのようです。中にはその存在を実感できないほど小さなものまであります（しかし、痛みは出ます）。

位置としては、筋肉の奥のほうの場合もあれば、肌に近いものもあります。

冷えを誘発することもあります。筋硬結は筋線維がギュッとけいれんした状態なので、その周囲の血行は極めて悪化します。太もも、腕などの筋肉に筋硬結ができてしまうと、その先の足先や指先の血行は悪化します。

私が勤務する病院の患者さんには、若い頃はなかった「しもやけ」が高齢になってから出る人が大勢います。これは、**筋硬結による脚などの血行不良が原因だ**と私は考えています。

筋硬結の自然治癒は難しい

筋硬結ができやすい筋肉は、ふだんからよく使う筋肉ですから、**いったん筋硬結ができてしまうと、なかなか自然治癒するのは難しい**と思います。

ギックリ腰のように、激烈に筋肉が収縮すると激しい痛みが生じますが、小さい筋硬結は、できたからといって即、痛みが出るわけではありません。

放置された筋硬結が徐々に悪化し、ある一線を越えると急激に痛み出すため、筋肉をよく使った後のケア、つまりボールペンマッサージが大切なのです。

筋肉は関節とつながっているから、関節の痛みを引き起こす！

パート1の最後に、筋硬結が関節痛を起こすメカニズムをもう少し説明します。

次ページのイラストを見てください。筋肉は腱《けん》を介して骨につながっているのがわかりますね。

腱は骨と筋肉を結び付けている組織です。

実はこの腱は、筋肉内で筋線維をおおっている「筋膜《きんまく》」がまとまったものです。筋膜は、最近だと「筋膜リリース」などで聞いたことがあるかもしれませんね。

筋膜は筋肉の端に向かうにつれてひとつに収束し、強靭《きょうじん》な腱になります。そして腱は、骨を包んでいる骨膜《こつまく》にそのままつながっています。

筋肉と関節はつながっている！

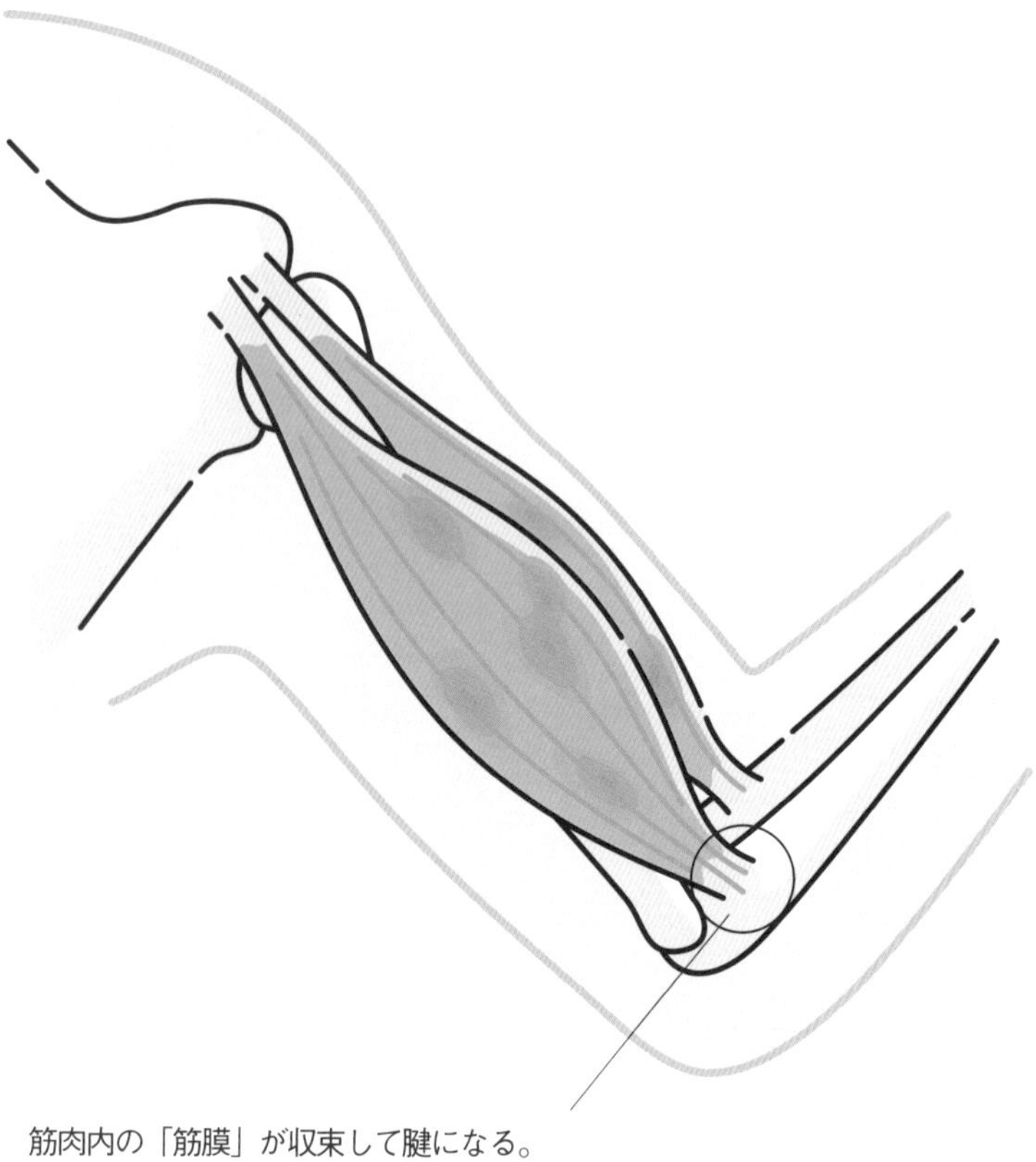

筋肉内の「筋膜」が収束して腱になる。
腱はそのまま骨を包む「骨膜」となる（イメージ図）。

つまり筋肉、筋膜、腱、骨膜は途切れずにつながっているのです。

つながっているからこそ、筋肉の収縮力が骨に伝わり、骨が動くわけです。

筋線維に慢性炎症や筋硬結が生じてしまうと、筋肉の柔軟性が悪化して、うまく伸びなくなります。

その状態で関節を動かそうとすると、腱がムリヤリ伸ばされてしまいます。

その結果、腱の先にある骨膜にも大きな負担がかかり、関節や骨、さらにはその先にある別の筋肉にまで痛みが出てしまうことがあります。

離れた場所に痛みを引き起こす「トリガーポイント」

別の離れたところにある筋肉や関節に痛みを引き起こす筋硬結を、筋硬結の中でも「トリガーポイント」と呼びます。「トリガー」とは、「引き金」という意味です。

トリガーポイントは筋硬結の一種

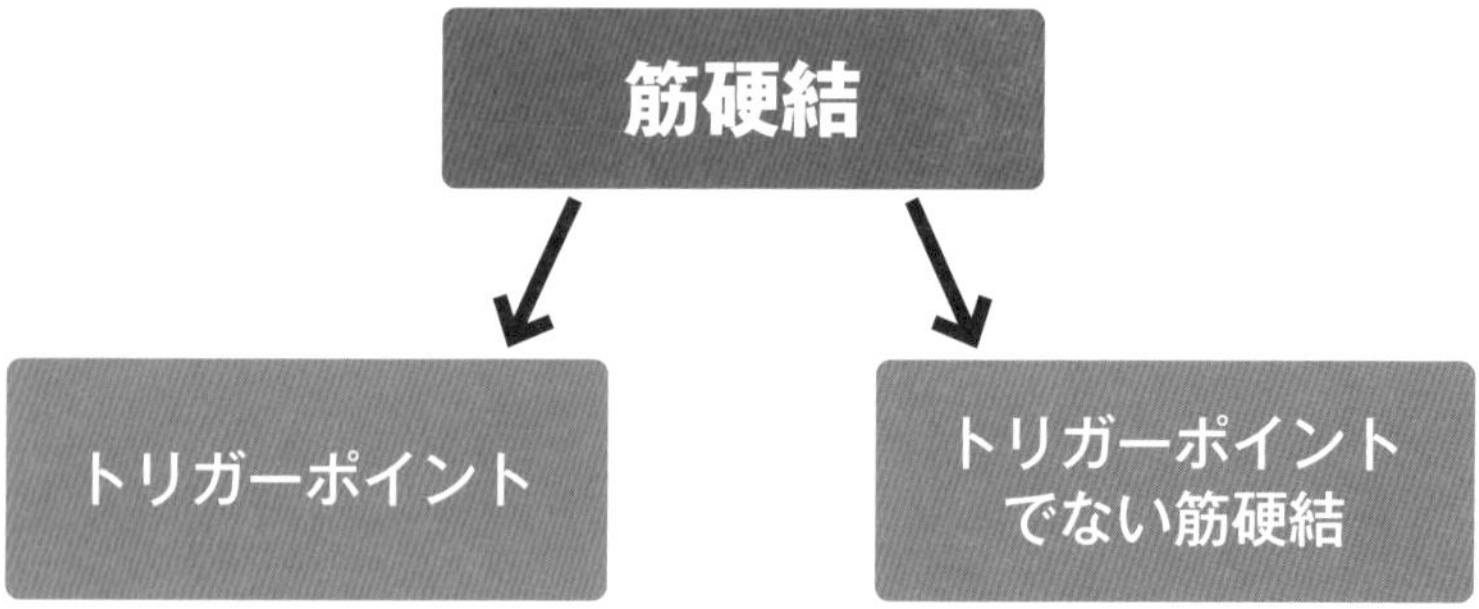

筋硬結からかなり離れた場所に関節痛を起こす（関連痛）
例：太ももの筋硬結がひざ痛を起こす

筋硬結そのものや近くの関節が痛む

テレビや本などでも取り上げられたので、もしかしたら耳にしたことがあるかもしれません。

　トリガーポイントも大なり小なり、多くの方に存在し、ある程度を超えると痛みを引き起こします。

　トリガーポイントによって、問題の場所より、離れたところに発生する痛みを「関連痛《かんれんつう》」といいます。

　たとえば、ひざの関節の周囲には、太ももにあるたくさんの筋肉の腱が付いています。太ももの筋肉に慢性炎症や筋硬結が生じると、それらの筋肉の腱が常にひっぱられるようになってしまいます。

その結果、ひざの関節に痛みが生じます。

しかし、「ひざを治さなくちゃ！」とひざの関節ばかりを治療しても、いっこうに痛みはやわらぎません。

痛みの原因があるのは、ひざの関節ではなく、ひざの関節を動かしている筋肉（太ももの筋肉）なのですから……。

このように痛い関節ばかり治療していても根本的な解決にはならないことはよくあります。

幸いにも、トリガーポイントとその関連痛はある程度パターン化されています。また、トリガーポイントを見つけ出すのはそれほど難しくはありません。

パート3の「ボールペンマッサージのやり方」で説明している筋硬結にトリガーポイントも含まれています。

もっと詳しく知りたい方は以下の書籍やKindle（アマゾンの電子書籍）などで

調べてみてください。

・『運動・からだ図解　症状から治療点をさぐる　トリガーポイント』齋藤 昭彦・監修／マイナビ出版

・『トリガーポイントのセルフケア～股・膝関節編～：股関節・ひざの痛みの原因となる「トリガーポイント」を自分で治す！』(Kindle版のみ)

本書では「トリガーポイント」を含む「筋硬結」そのものを改善・予防する方法をたくさんお伝えします。

Part 2

＼ここに注意！／

失敗しない
ボールペンマッサージ

負のサイクルを断ち切るいちばんの方法

パート1では、筋肉の損傷や小さな負担の積み重ね、筋肉痛の慢性化から筋硬《きんこう》結《けつ》ができることをお伝えしました。

筋硬結を放置しておくと、血液の流れが悪化し、筋線《きんせん》維《い》に必要な酸素と栄養素が不足します。そのうえ、リンパの流れも滞るため、筋肉内部で代謝された老廃物の排出もできなくなってしまいます。

その結果、筋肉の状態はどんどん悪化し痛みも強くなります。腱《けん》をひっぱり、関節痛《かんせつつう》を引き起こします。

この負のサイクルを断ち切るには、ガチガチにコリ固まった筋硬結をほぐして、血行不良を解消しなければなりません。するとと痛みやシビレ、また血行不良にともなう冷えなども改善します。

そのために最適な方法が「ボールペンマッサージ」です。

●マッサージを受けるのが苦手な人でも大丈夫！

ボールペンマッサージの最大のメリットは、リスク管理さえしておけば、とても安全で経済的なことです。わざわざ時間を割いて、病院や治療院に通う必要もありません。

何より、自分で自分の体をマッサージするのですから、よほど強い力で押さない限り、体を壊す心配はほとんどありません。

そもそも他人にマッサージしてもらうのが苦手な人が多いのも事実です。

「他人に体を触られると、体が緊張し、リラックスできない……」
「強く押されたときに、つい力が入って体が固くなる……」
「マッサージしてもらった後に、体がだるくなってしまう……」

このような人にも、セルフマッサージはピッタリです。

また、どんなに優れたプロのマッサージ師であっても、あなたが感じている「痛み」を、あなたと同じようには感じられません。痛みとは極めて主観的です。

つまり、あなたの痛みを理解し、24時間、３６５日、もっとも真剣に、もっとも適切に対処できるのは、あなただけです。

ですから、もしマッサージをするために必要な知識を身につけさえすれば、あなたは自身の痛みに対する最高の治療者になれるのです。

安全性の高い「押圧マッサージ」

マッサージの一般的な方法は、「さする」「ゆらす」「押す」「つまむ」「もむ」「こねる」などがあります。

ボールペンマッサージは、主に「押す」を応用した「押圧《おうあつ》マッサージ」の一種です。文字通り、肌の上から筋肉を押して圧をかけます。

ボールペンマッサージは肌の上から筋肉を押して、筋硬結をゆるめるのが目的。

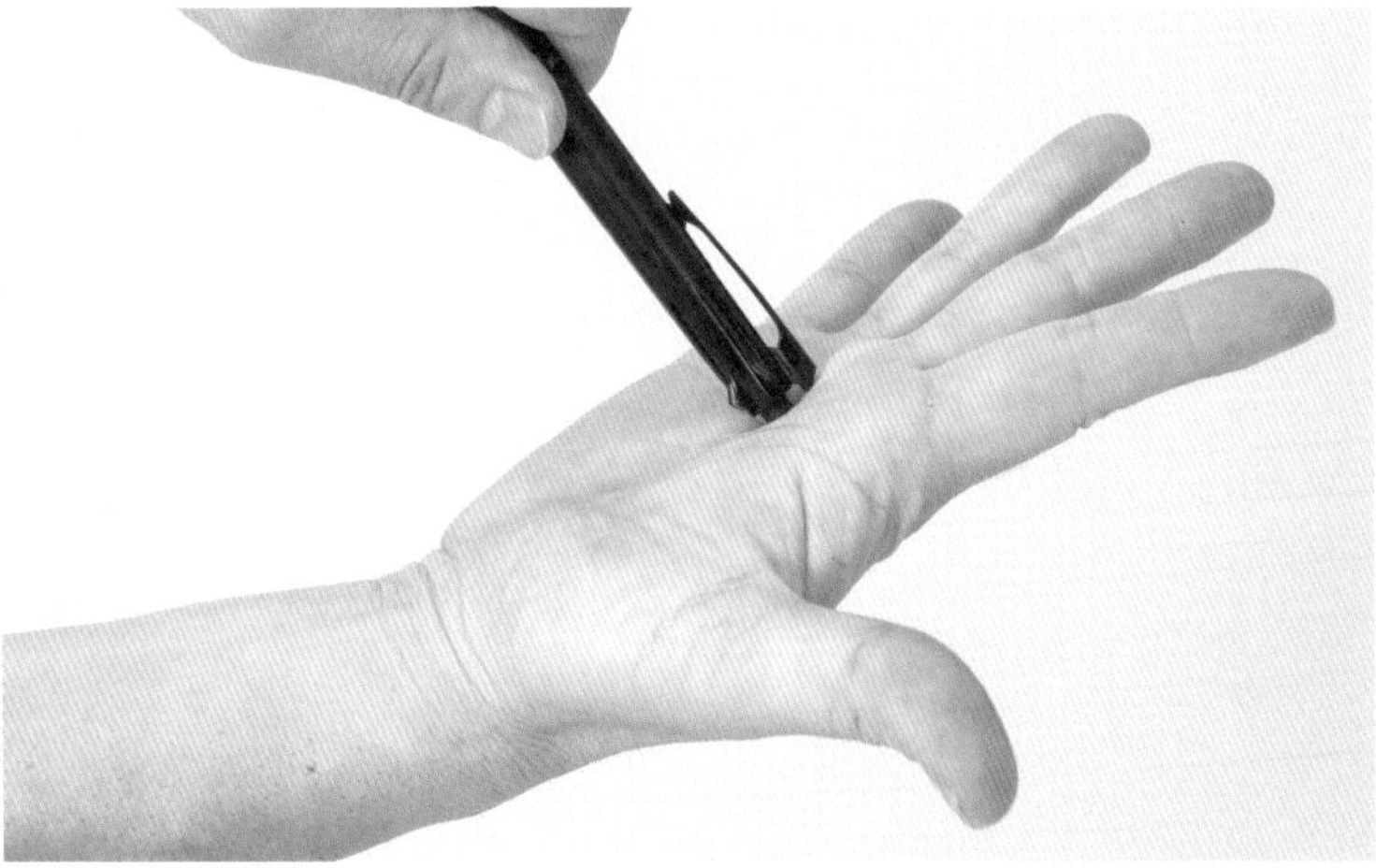

目的は「筋硬結を押して、ゆるめる」「血液やリンパの流れをうながす」「固くなった筋肉をやわらかくする」です。

押圧マッサージは、「もむ」「こねる」やり方に比べて力が弱く、安全性が高いです。

もちろん押圧マッサージであっても、過剰な力を筋肉に加えると、筋線維を傷つけてしまうのでご注意ください。マッサージは、強ければ強いほど危険性が高まります（59ページ参照）。

「マッサージで悪化した！」とならないコツ

「マッサージをしたら、かえって肩が動きにくくなった……」
「整体に行って関節を動かしてもらったらシビレが出てきた……」
「腰をマッサージしたら腰痛が悪化した……」

このようなケースは後を絶ちませんが、これはしっかりとしたリスク管理ができていないのが最大の原因です。

押さえるべきは以下の3つです。これらを知っておけば、マッサージによって体を傷つけるリスクのほとんどを回避できます。

①筋肉の場所をサッとチェック

マッサージをするうえで大切なのは、「マッサージしている場所が間違いないか」

です。

本書のパート3では、押すべき筋硬結の筋肉の場所がわかるように、イラストや写真でわかりやすく説明しています。

幸い、体の構造は、人によって異なったりはしません。

誰だって体の同じ位置に同じ筋肉や骨、血管や神経があり、関節の基本的な動きも同じです。ですから**マッサージをするために必要な解剖学的な位置関係を知ることは、意外とカンタン**です。

②マッサージしてはいけない場所はココ！

体にはわずかな圧力に対しても敏感に反応し、激しい痛みを引き起こす場所があります。皮膚のすぐ下を通っている神経や血管もあり、皮膚からの圧力が不快な刺激となります。

そのような場所をマッサージしてしまうと、血管や神経を傷つけるキケン性があります。そんな場所は以下です。

●体の中心

体の中心には、急所と呼ばれる場所がたくさんあります。

人間の筋肉は基本的に左右対称に存在しているため、中心線上は筋肉に覆われていません。筋肉というクッションがないため、力が直接、骨や内臓へ伝わりやすいのです。具体的には、

「まゆの間」

「食禄《しょくろく》」（鼻と上唇をつなぐ2本の溝の部分）

「のど仏」

「鎖《さ》骨《こつ》の間」

「みぞおち」

「腹筋の腱画《けんかく》」（腹筋の6つの筋肉、いわゆるシックスパックのみぞの部分）

です。

●くぼんでいる箇所

体には何か所か、関節の内側や、筋肉と筋肉のすきまのような、くぼんでいる箇所があります。

この場所も筋肉に覆われていないため、神経や血管に直接力が伝わりやすいのです。具体的には、

「鎖骨の上のくぼみ」
「脇の下」
「ひじの内側のくぼみ」
「手首の内側」
「鼠《そ》径《けい》部《ぶ》」
「ひざの裏側のくぼみ」
「アキレス腱の横」

です。

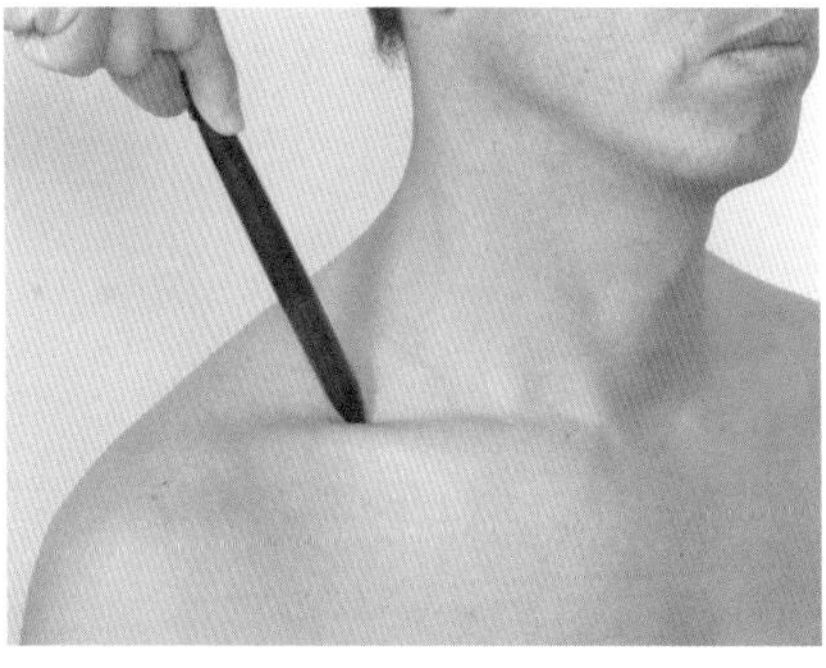

鎖骨の上のくぼみはマッサージしてはいけない場所。

●首の前側（例外あり）

首コリに悩んでいる方は、首をマッサージしたくなるでしょう。

しかし首の周りには脳に血液を送る大切な血管や神経が集中しているだけでなく、１００以上のリンパ節があるといわれています。

首の前側の筋肉は薄く、すぐに血管や神経に刺激が届いてしまうため、首のマッサージは極めて慎重かつ丁寧に行わなければなりません。

といっても首コリに悩んでいる方は多いので、首の後ろ側はＯＫです。筋肉が何重にもなっているからです。

また、私の紹介する首コリのボールペンマッサージは首の前側ですが、胸《きょう》鎖《さ》乳《にゅう》突筋《とっきん》を対象にしているため行っても大丈夫です（81ページ）。

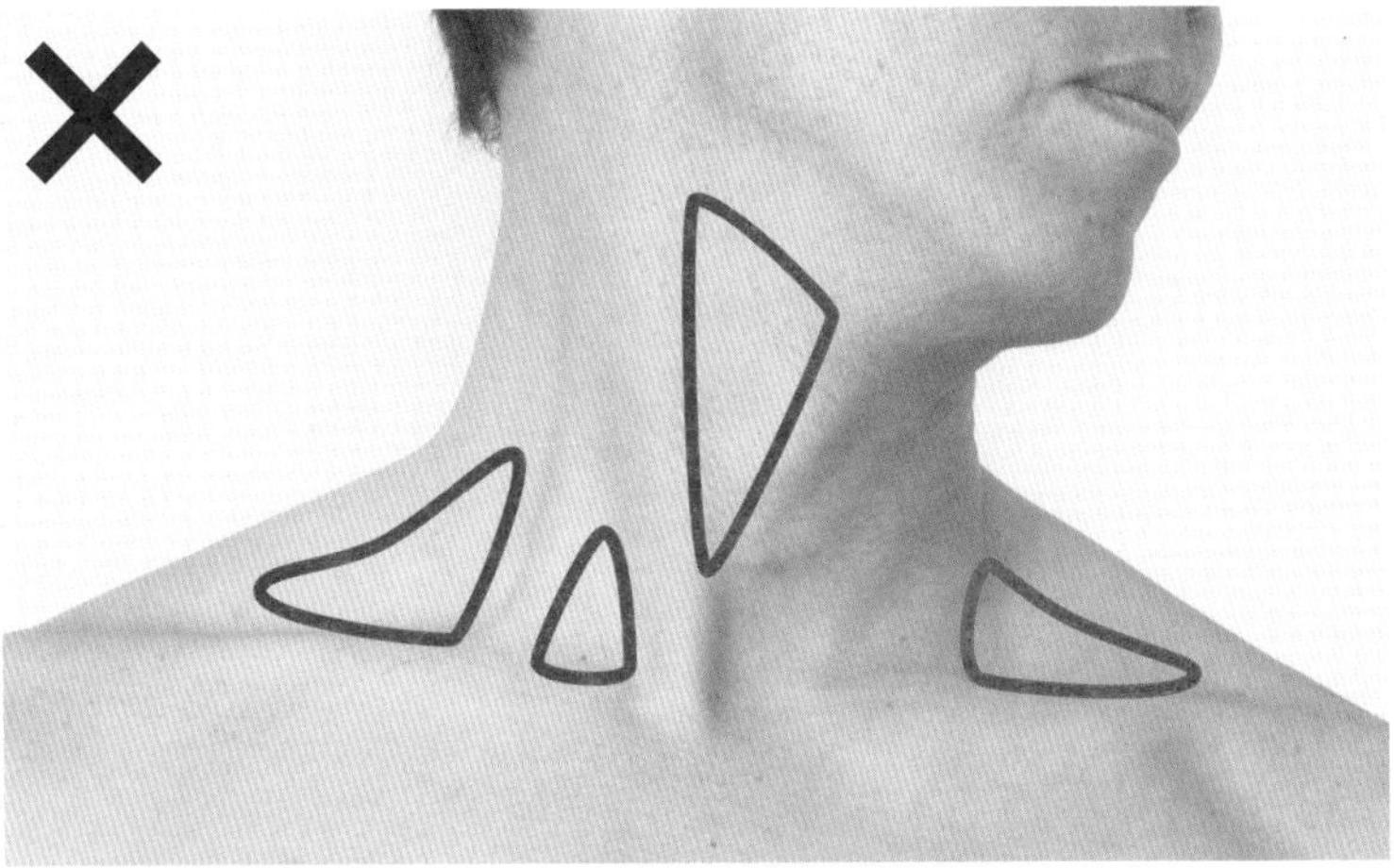

横を向いたときに浮き上がる筋肉を正確にマッサージすることが大切。赤で囲んだ場所のように筋肉と筋肉の間はマッサージしてはいけない場所。

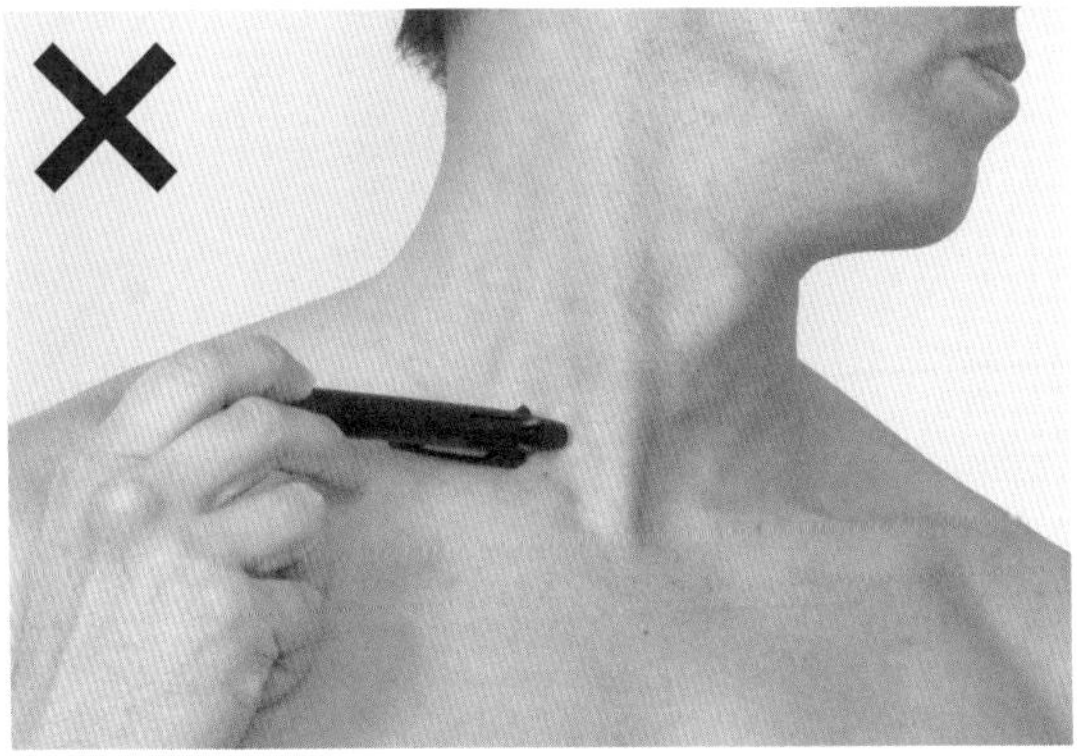

首の前のくぼみはマッサージしてはいけない。

③マッサージしてはいけない場合

**●ケガをした直後や次の日、
　または運動や筋トレなどをして筋肉痛がひどいとき**

筋肉の断裂、打撲、ねんざなどの直後、もしくは、急に運動したり、力仕事をした次の日は、筋肉の炎症が急激にはじまります（筋肉痛）。

このような場合に患部をマッサージすると、急性炎症をさらに悪化させてしまいます。マッサージをする場合は、痛みやケガが落ち着いてから。

一方で、運動直後など筋肉痛になる前は、まだ炎症がはじまっていないので、ボールペンマッサージをしてもＯＫです。むしろ運動や筋トレ後は筋肉が固くなっているので、ボールペンマッサージでやわらかくしておくと、筋硬結ができるのを防げます（１４４ページ参照）。

●明らかに腫《は》れている場合

打撲やねんざをした覚えがなくても、明らかに腫れている場合は、マッサージをしてはいけません。腫れを優しく押してみて、痛みや熱感の有無を確認しましょう。

熱感がある場合は、アイスノンなどで患部を数十分ほど冷やすとよいでしょう。

痛みもある場合は、医療機関を受診してください。痛みがない場合でも、腫れが長期間続くようなら、何かの病気のサインかもしれませんので病院へ。

●ギックリ腰の直後

ギックリ腰で、急激な腰の痛みや、足にシビレが出た場合はマッサージではなく、ラクな姿勢で安静を保つように心がけてください。その際は、コルセットやサポーター、サラシなどでしっかりと腰を固定して安静にします。

これは、寝返りや体の動きなどで腰が動くことを制限するための処置です。

激しい痛みやシビレが続いたり、足首や足指の動きがおかしい場合は病院へ。

痛みがおさまってきたら、腰のボールペンマッサージを行いましょう（１０８ページ）。慢性腰痛になったり、ギックリ腰の再発を予防できますので、ふだんから腰に違和感がある人はボールペンマッサージを習慣づけるとよいでしょう。

●関節リウマチやがんの治療中

これらの病気の治療中は、わずかな力が加わっただけでも、骨折する危険性があります。

病院にかかるのと並行して、痛みの緩和のためには、押圧マッサージではなく、筋肉をさする、ゆするといった、より安全なマッサージが適しています。

他にもマッサージをしてはいけない場合は以下のとおりです。気になる持病などがある方はかかりつけのお医者さんに相談してください。

- 静脈瘤《じょうみゃくりゅう》、静脈血栓《けっせん》、静脈炎、動脈瘤などの血管障害
- 皮膚の病気がある場合（アトピー性皮膚炎、湿疹、潰瘍《かいよう》、日焼け後の炎症など）
- 脳卒中《のうそっちゅう》の初期など
- 糖尿病性神経障害

・医療電子機器（ペースメーカー等）を使用されている方
・透析中の方
・体内に金属（ボルト等）などの人工装着物を使用している方
・抗がん剤治療やステロイドホルモン治療を受けている方

強すぎるマッサージは、痛みが悪化する

どんなに正しい場所をマッサージしていても、マッサージが「強すぎる」と痛みが悪化します。

マッサージは強ければ強いほど効果があるわけではないのです。強すぎると、当然ながら筋肉、神経、血管を痛めてしまいます。

マッサージが終わった後や、翌日に痛みがひどくなる、いわゆる「もみ返し」があるなら、マッサージが強すぎた証拠です。

ただ、マッサージは弱すぎてもあまり効果がありません。

ではいったい、何を基準にマッサージの強さを加減すればよいのでしょうか？

その答えが**「あなた自身が感じる痛み」**です。

よく言われる**「痛気持ちいい」くらいでマッサージするのが一番効果的**なのです。また、肌を直接押すのではなく、**衣服の上または、ハンカチなどをかませて行うようにすると、「強すぎ」を防止**できます。

なお、強すぎてしまって、**もみ返しがあったり、内出血がある場合は、**マッサージは中止し、しばらく様子を見るようにしましょう。

痛みや内出血が落ち着いたら、再開してください。

マッサージすべきときは？

ボールペンマッサージをすべきときは、

- 急激な痛みが落ち着き、慢性の痛みやコリがあるとき
- 運動や力仕事、筋トレなどをした後で筋肉痛になる前

こうした後は筋肉が固くなっているので、ボールペンマッサージをしてほぐしておくと、筋硬結ができるのを防げます。

- お風呂後の体が温まっているときやリラックスしているとき

筋硬結がゆるみやすいので、お風呂後はオススメです。

Part 3

症状・病気別 ボールペンマッサージをやってみよう！

ボールペンが最高のツール！

いよいよ具体的なマッサージのやり方について解説していきます。

まず、マッサージになぜ、「ボールペン」がオススメなのでしょうか？

一般的に自分でマッサージをする場合、指を使うことが多いでしょう。

ところが、指は、キーボード入力やスマホのフリック入力など、普段の生活で酷使され続けていて、疲労が蓄積している部分でもあります。

また、筋硬結をほぐそうとすると、どうしてもある程度の力が必要になります。

ですから、指を使うと指の筋肉や関節に大きな負担がかかるだけでなく、手首や前腕にある、指を動かすための筋肉も疲労してしまいます。

筋硬結をほぐすためのマッサージで、逆に手や腕に筋硬結ができてしまっては本末転倒ですよね。

その点、ボールペンを使えば、指や手に大きな負担はかかりません。

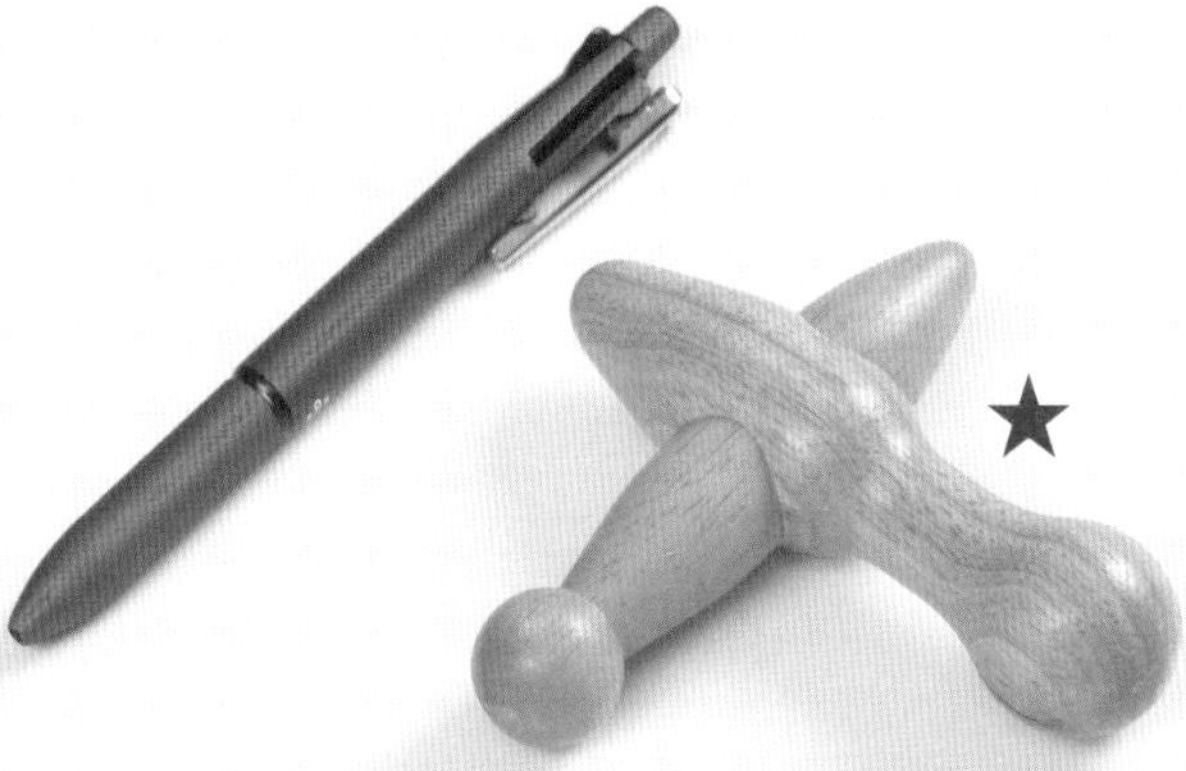

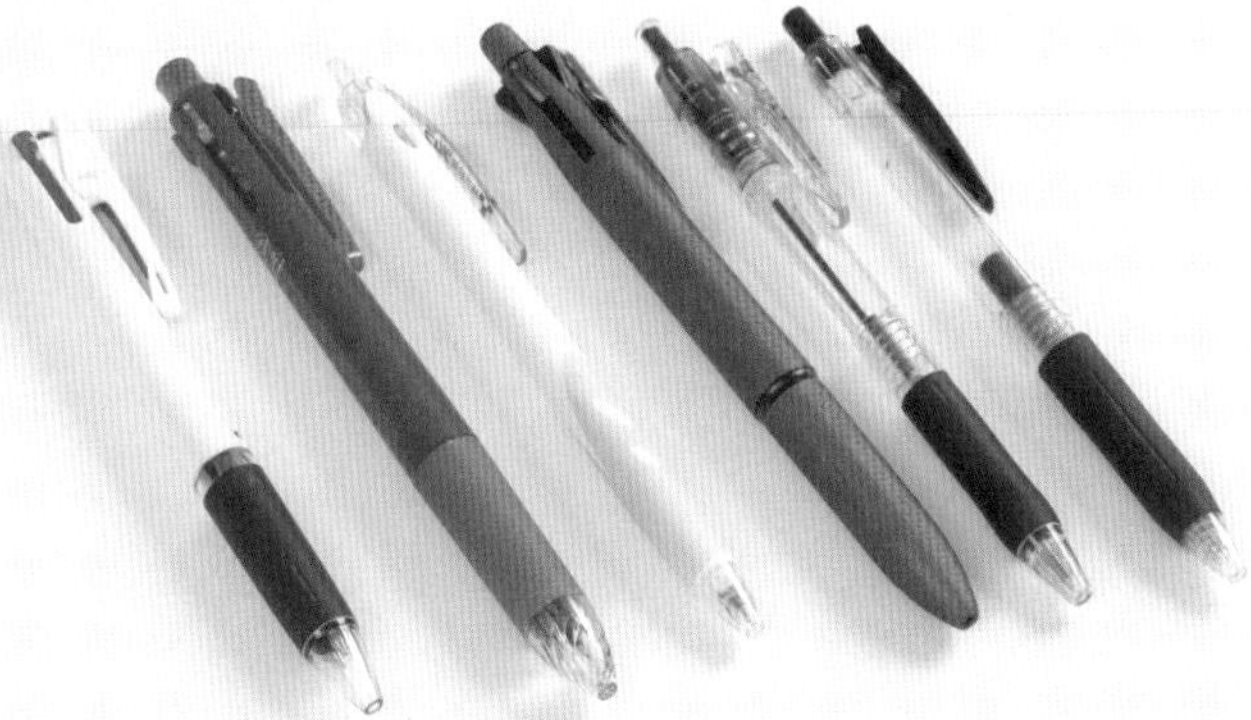

ボールペンはノック式でないものを。安価でよいが、グリップがすべりにくいものが握りやすくてオススメ。
★＝よくあるマッサージグッズは筋硬結をほぐすには太いので、適していない。

そして何より、ボールペンのペン尻の太さなら、筋肉内にできた筋硬結をピンポイントで押せます。

ボールペンはノック式でなく（ノック式だと、ガクッとなってしまい力が入りません）、**ペン尻（またはキャップ）がとがっていない、直径5～8ミリ程度の太さが最適です。**また、よく目にするマッサージ棒やマッサージグッズは、筋硬結を改善するには少し太いかもしれません。

手のひらや前腕などの小さい筋肉に対しては、多機能ペン（ボール＋シャープペン）の消しゴム部分で押すのもオススメです。

消しゴムの適度な硬さと大きさが、小さな筋肉を押すには非常に有効なのです。

マッサージをする際は、左の写真のように、親指と他の指でしっかりとボールペンを握るように持ち、筋肉に対して垂直方向に圧を加えるようにマッサージしましょう。

字を書くときの持ち方でマッサージすると、指に大きな負担がかかるので注意してください。

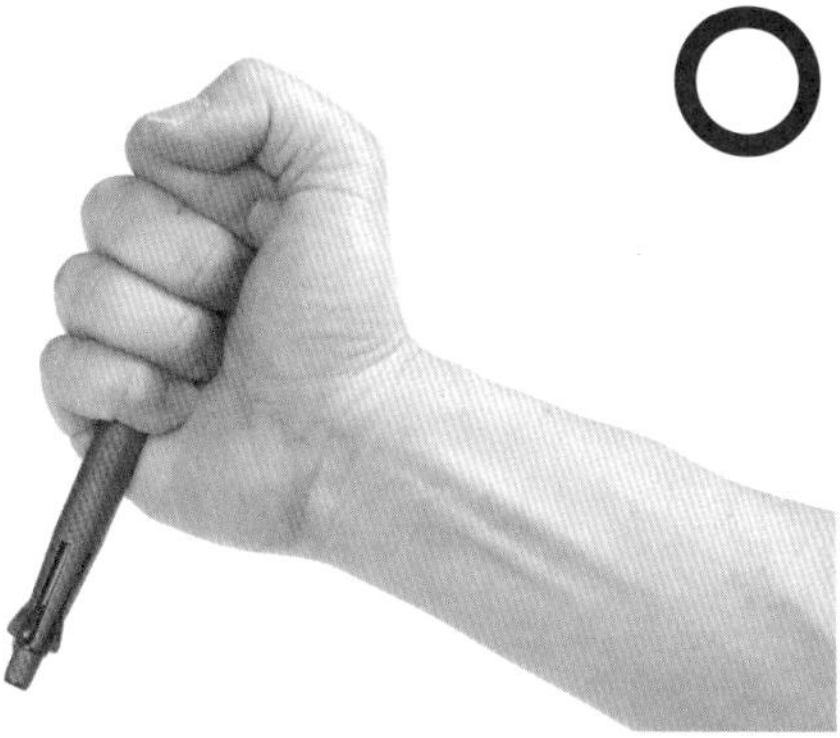

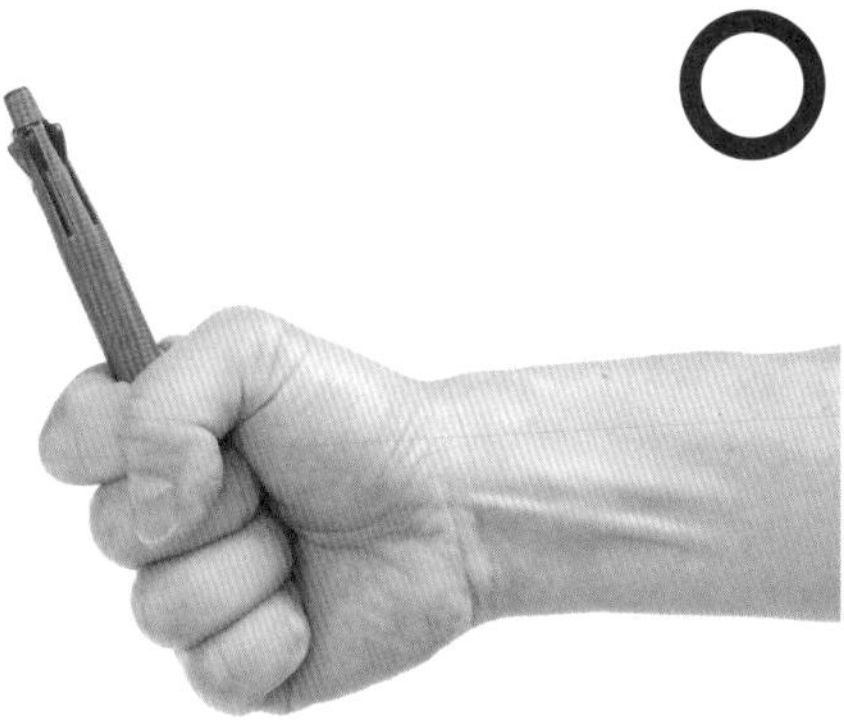

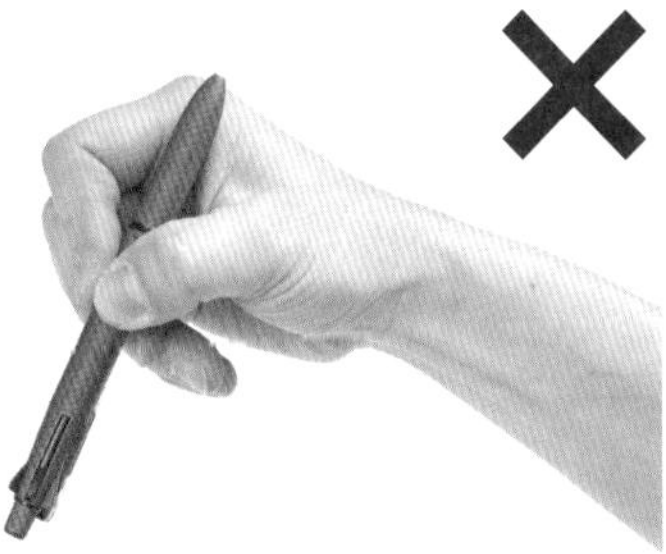

ボールペンは握るように持ち、筋肉に対して垂直方向に圧を加えるようにマッサージする。
やりやすい持ち方でよいが、字を書くときの持ち方だと、指に大きな負担がかかるので注意。

筋硬結は痛むポイントで探し出す！

痛みを感じる筋肉のいろいろな箇所や深さを、指またはボールペンのペン尻で押していくと、ちょっとコリッとし、明らかに他とは違った痛みを感じるポイントがあります。重症な場合は飛び上がるほど痛いかもしれません。

そこがほぐすべき「筋硬結」です。

筋硬結ができている箇所では、血管が慢性的に圧迫され続けているため、血行不良に陥り、筋肉の状態はかなり悪化しています。

そのため、わずかな押す刺激に対しても過敏に反応します。

なお、腱《けん》（筋肉と骨をつないでいる組織）は押してはいけません。

ちなみに、マッサージはテレビなどを見ながら行ってもＯＫです。

「面」ではなく「点」で5秒間押す

慢性の痛みを改善したいときは、ボールペンマッサージを毎日行います。**ボールペンのペン尻で、肌の上から、目的とする筋肉に対して垂直に5秒間押してから、パッと圧を解放します。**すると血行が一気によくなります。**これをひとつのポイントにつき3～5回押します。**１日に１～２セットほどくり返すのがオススメです。軽いコリや痛みなら１～２日間くらいで収まります。激しい痛みは改善に２か月くらいかかることもあります（症状が激しいときは病院での治療と並行してください）。痛みが弱まってきたら回数を減らしても大丈夫です。

1か所の筋硬結だけを、しつこく何度も押すのは避けましょう。あくまでも「痛気持ちよさ」を感じる強さや頻度で。

マッサージはやりすぎると筋線《きんせん》維《い》が損傷してしまうので、「もみ返し」が生じボールペンマッサージは面ではなく点で押すから効く!

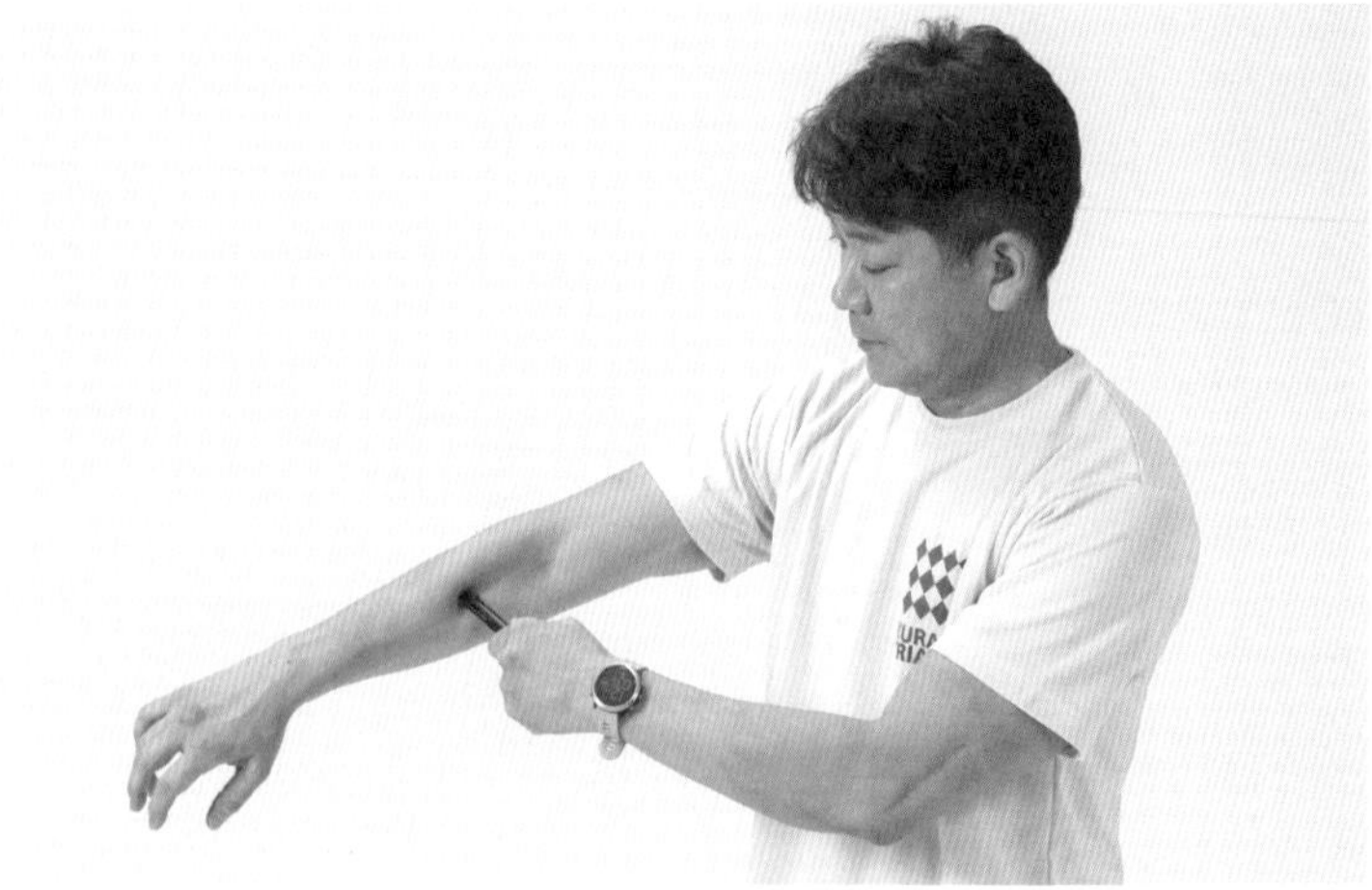

ます。ひどいときは、アザができるのでご注意ください。

コツは、とにかく**「筋肉を面ではなく点で押す」**です。

筋硬結は、あくまでも筋肉のある限られたポイントに形成されています。

もしも、筋硬結というより、筋肉全体の血行を改善したいのであれば、たとえば、マッサージチェアの「もみ玉」でもむほうが、はるかに効果があります。しかし、この大きさはピンポイントで筋硬結をほぐすには適していません。

筋硬結をピンポイントで押して初めて、

筋線維の拘縮《こうしゅく》（かたまってしまうこと）や筋膜《きんまく》との癒着《ゆちゃく》をほぐせるのです。

ちなみに、**通常のマッサージやストレッチなどで、筋肉全体の血行をよくすると、筋硬結の予防にはつながります。**リラックスしたいときや、運動した後の疲労回復にもとてもよいでしょう。

しかし、筋硬結ができている場合は、ボールペンマッサージの実行が先です。いくら通常のマッサージやストレッチをしても、筋硬結を改善できないからです。

まとめると、**痛む周囲の筋肉を押してみて、コリコリポイントや痛むポイントを見つけたら、それをボールペンマッサージでほぐせば苦痛がやわらぎます。**

しかし、それだけではわかりにくい方には、ここから具体的な症状や病気別にボールペンマッサージの方法をお教えします。各ページに掲載のＱＲコードからも「マッサージのやり方」の動画が見られます。もちろん本書の説明のみでも確実に実行できます。

ボールペンマッサージ
1

背中を覆う筋肉をほぐそう！
肩コリ、首コリ、後頭部の痛み、変形性頸椎症、胸郭出口症候群に効く！

動画でチェック

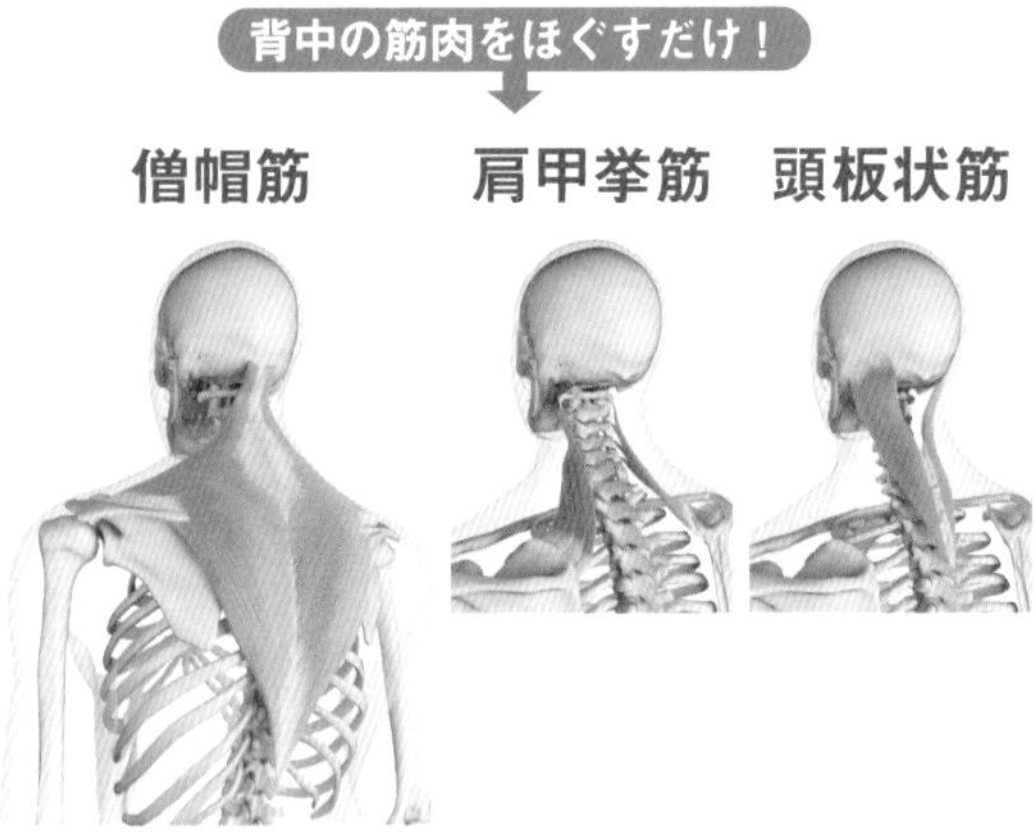

僧帽筋《そうぼうきん》は、背中の上半分を覆っているひし形をした大きな筋肉です。重力に逆らって常に首、両肩、両腕を支え続けているため、疲労が蓄積しやすく、筋硬結《きんこうけつ》ができやすいです。肩甲挙筋《けんこうきょきん》と頭板状筋《とうばんじょうきん》は、僧帽筋の深層にあるインナーマッスルです。

これらの筋肉に筋硬結ができてしまうと、後頭部、首の後ろ、左右の肩甲骨《けんこうこつ》の間に非常に不快なコリや痛みが生じます。

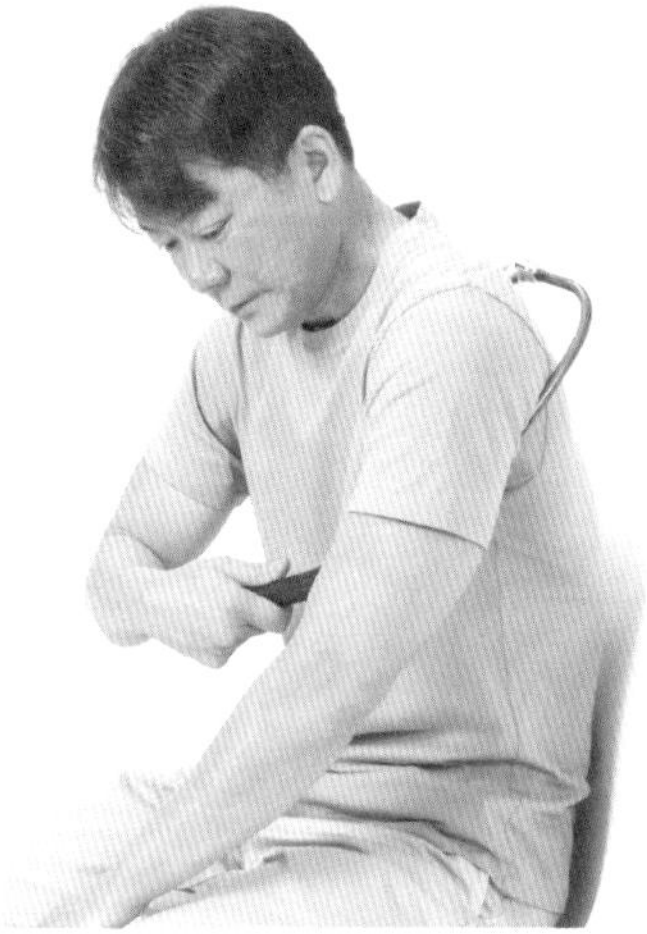

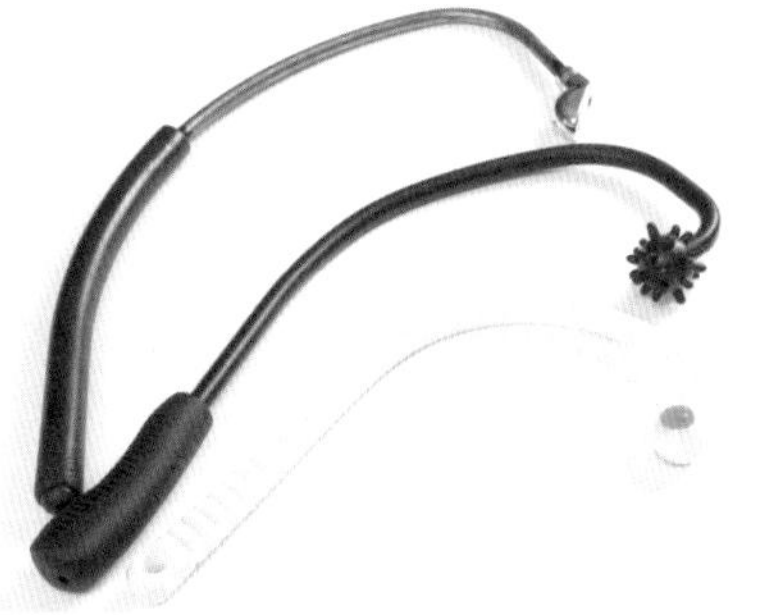

手が背中に回らない人はこうしたグッズを使ってもよい。筋硬結をほぐすには、必ず小さい突起付きのものを。写真のように脇の下からでもよいし、肩の上から回してもOK。

なお、マッサージをする際に「背中に手が回らない」方は、上の写真のようなマッサージグッズを使っていただいても結構です。

先にごく小さな突起が付いているものが、筋硬結をほぐすのに向いています。100円ショップでも売っていることがあります。

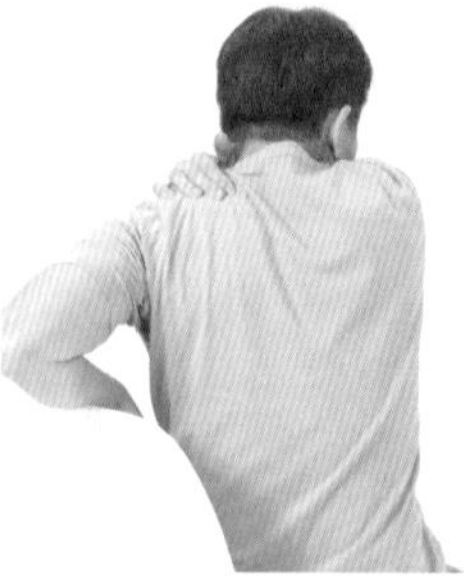

❶

背中まわりの筋肉をいろいろ押してみて、筋硬結を見つける。

まずは肩を指で押さえてみて、肩甲骨の上フチを確認する。このあたりが肩甲挙筋で、その上に僧帽筋がある。

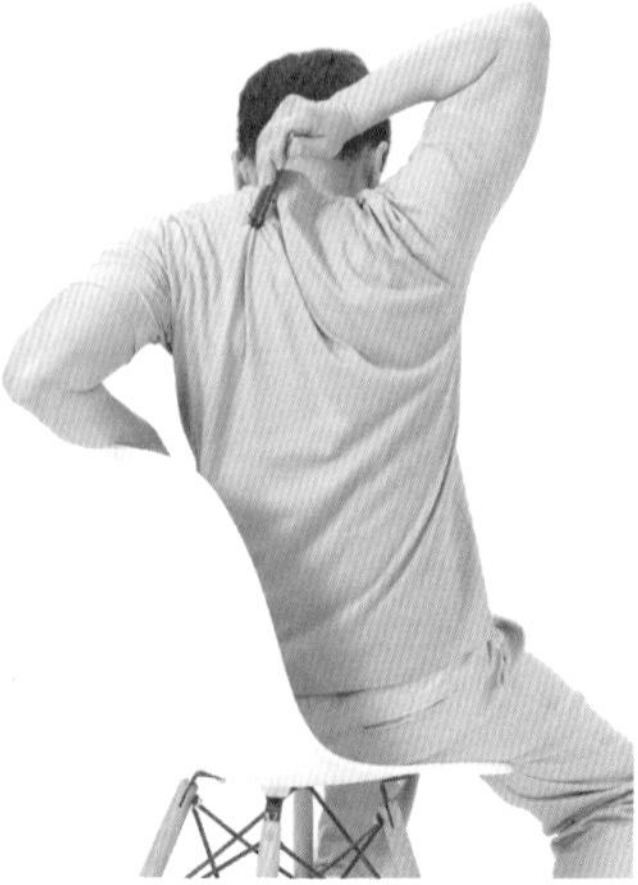

❷

❶の上あたりは筋硬結が多いので、確認したらマッサージしていく。
写真のように、イスの背もたれにひじを乗せて、肩甲骨を浮き上がらせるとやりやすくなる。

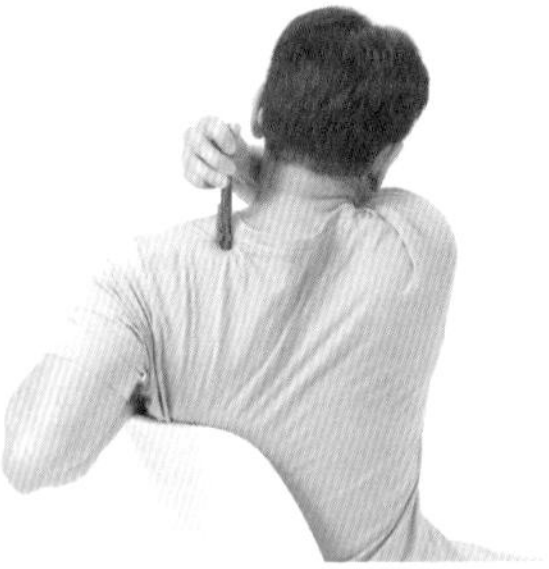

※

反対の手で持ったボールペンを首の前から回してマッサージしてもよい。

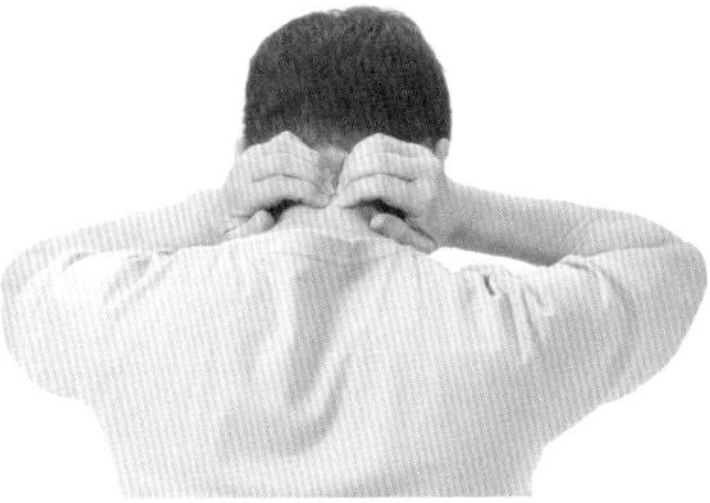

★

首の中心部に浮き上がっている骨のすぐ両脇も、肩甲挙筋と僧帽筋の筋硬結ができやすい場所。

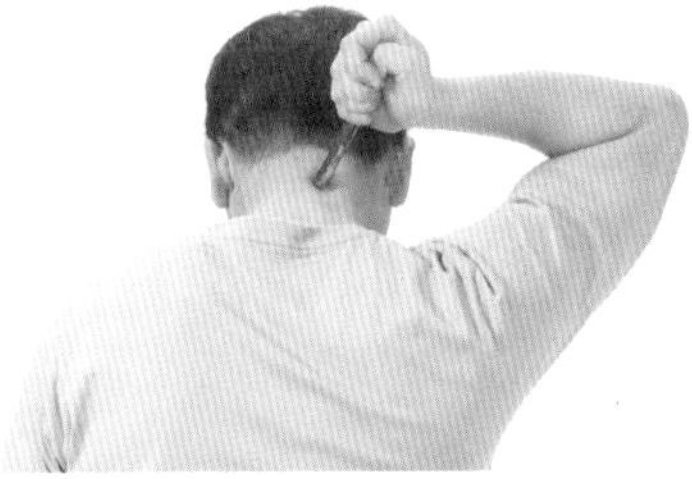

❸

★で確認した位置をボールペンで押す。

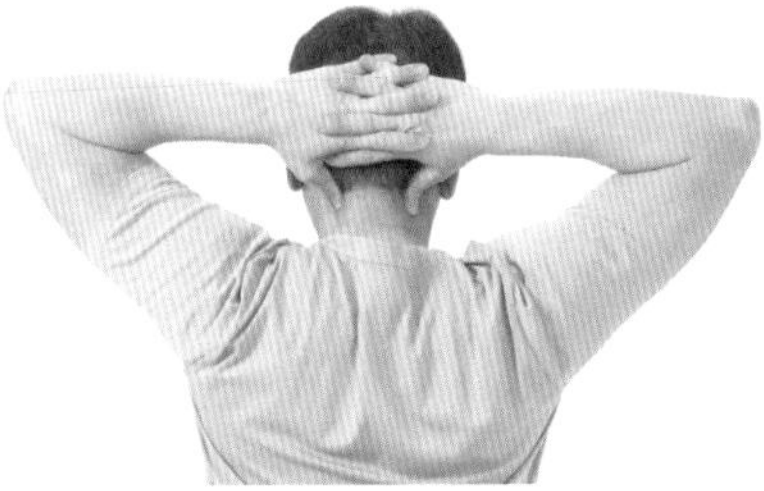

★

頭板状筋は頭の後ろで両手の指を組み、親指で首の後ろ側にあるくぼみを押したところ(❸より外側)。

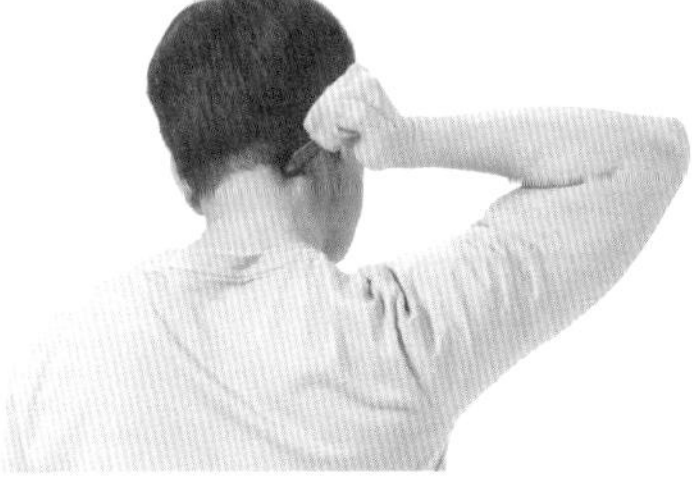

❹

★のくぼみを少し上下して、頭板状筋をマッサージ。

●腕などにシビレが出る「変形性頸椎症」「胸郭出口症候群」

変形した首の骨が神経を圧迫して、腕などにシビレが出るのが**「変形性頸椎《へんけいせいけいつい》症《しょう》」**です。

変形してしまった頸椎は元に戻ることはありませんが、**後斜角筋《こうしゃかくきん》の筋硬結をほぐすと、症状をかなり軽減できます**（左ページ参照）。ただし、肩、腕、手首や指に力が入らない、動かないといった神経麻痺の症状がある場合は、即座に病院を受診しましょう。

「胸郭《きょうかく》出《で》口《ぐち》症候群《しょうこうぐん》」は、肩甲骨周囲から腕、指先にかけて、非常に不快なシビレや鈍痛が引き起こされるものです。

頸椎から腕に伸びる血管、リンパ、神経は、斜角筋（前・中・後斜角筋の３つがある）の間を通っていますが、斜角筋に筋硬結ができると、圧迫されて血行不良が生じ、このような症状が起きます。

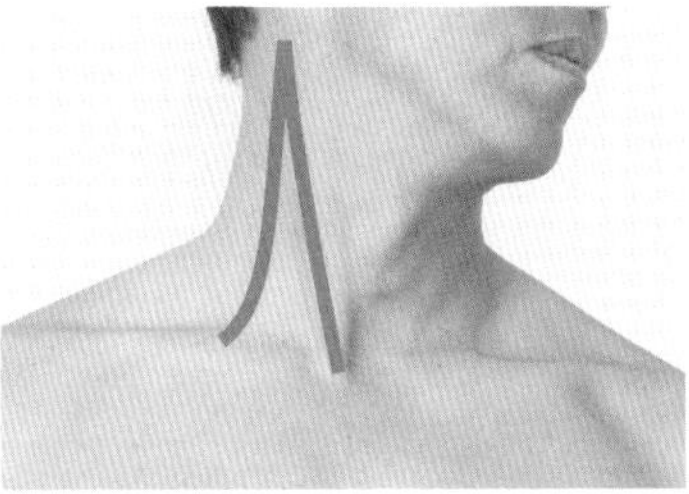

顔を横に向けると、2つに分かれた胸鎖乳突筋が浮かび上がる。ここをマッサージすると、前斜角筋を間接的にほぐせる。

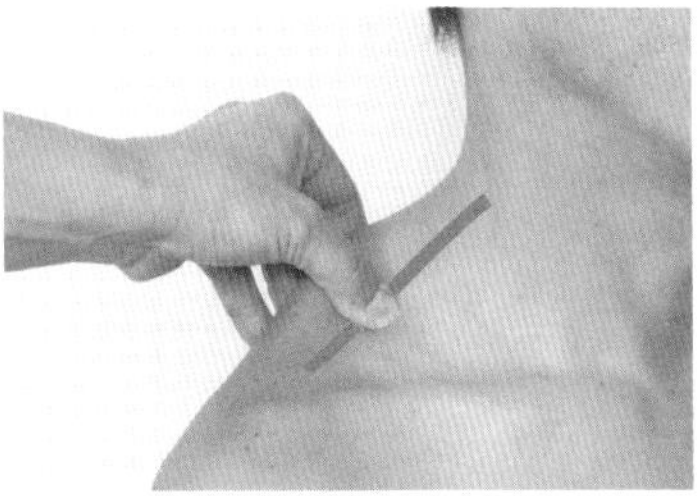

後斜角筋は僧帽筋壁を指でつまんだときに、親指に触れる根元付近の筋肉。

これも、後斜角筋、胸《きょう》鎖《さ》乳突筋《にゅうとつきん》の筋硬結をほぐすと、症状を改善できる場合があります。

後斜角筋は、上の写真の■部分のように、僧帽筋壁《そうぼうきんへき》（僧帽筋が壁のようになっている部分）を指でつまんだときに、根元付近で親指に触れる筋肉です。ここをボールペンマッサージしましょう。

前斜角筋《ぜんしゃかくきん》は特定が難しいのですが、胸鎖乳突筋（2つに分かれている）をマッサージすると間接的にほぐせますので、やってみてください。

◎パソコン、スマホ姿勢、赤ちゃんの抱っこ――こんな動作で「肩コリ、首コリ、後頭部の痛み」の筋硬結ができる！

両肩がせり上がって肩がすぼんだような姿勢でパソコン画面を見たり、下を向いてスマホやタブレットを操作したりするような姿勢、また猫背では、僧帽筋、肩甲挙筋、頭板状筋が収縮して緊張が高まり、筋硬結ができやすくなってしまいます。

首周囲の筋肉に負担をかけないためには、できるだけ頭部が背骨の真上に来るように姿勢を正します。また、パソコン操作をする際は、机やリストレスト（手首を置くクッション）に手首や前腕をのせるように心がけるといいでしょう。行儀が悪いかもしれませんが、頬杖《ほおづえ》をつくのも効果的です。

ガマンできないほど首コリがヒドい場合は、（室内なら）頸椎カラー（80ページ参照）を使用して首に巻いてみましょう。そうすると、首周囲の筋肉の緊張は一気にやわらぎます。

✕

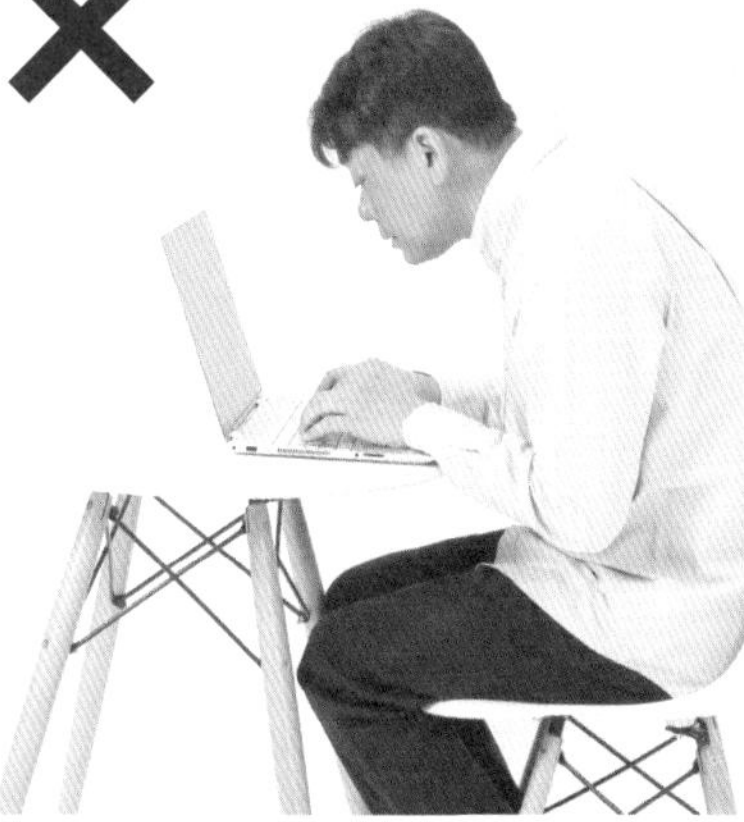

背中が丸まった姿勢だと、筋硬結ができやすくなる。

○

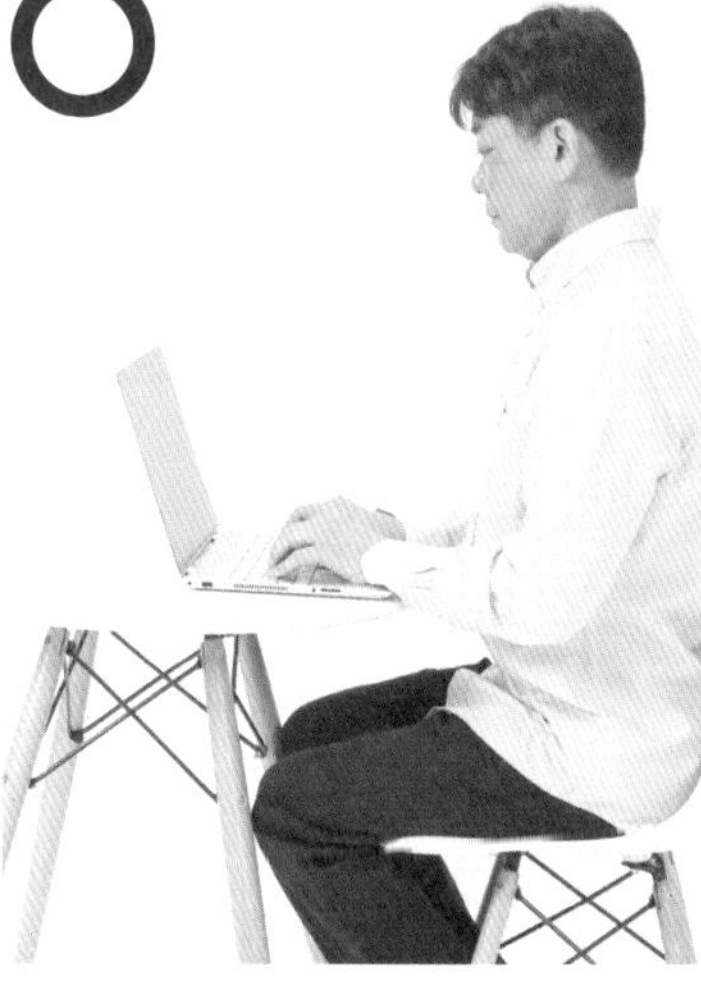

頭部が背骨の真上に来るようにし、手首や前腕を机やリストレストにのせると、筋肉の負担が減る。

また、片側の僧帽筋や肩甲挙筋にだけ負担がかかるのを避けるため、**荷物を持つ場合は、手を左右でひんぱんに代えるように**意識してください。

また、赤ちゃんの抱っこも同様で、できるだけ抱く手を変えるようにしてください。

そうでないと僧帽筋と肩甲挙筋に非常に大きな負担がかかります。

また、「僧帽筋の逆ストレッチ」（152ページ）、「胸の逆ストレッチ」（154ページ）でも肩コリ、首コリを改善・予防できます。

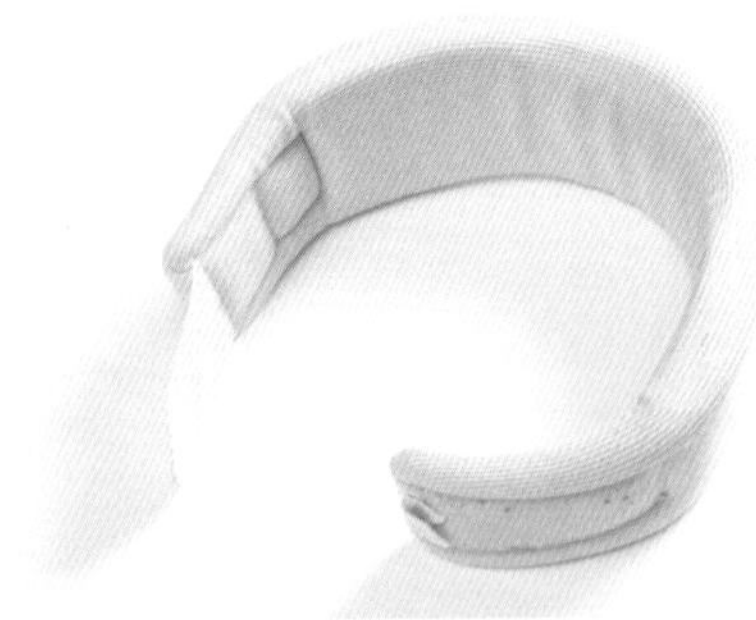

頸椎カラー。ネットショップなどで購入できる。

ボールペン
マッサージ
2

首の後ろと横の筋肉がポイント！
頭痛、眼精疲労、こめかみの痛みに効く！

首と背中の筋肉をほぐすだけ！

胸鎖乳突筋　　僧帽筋壁

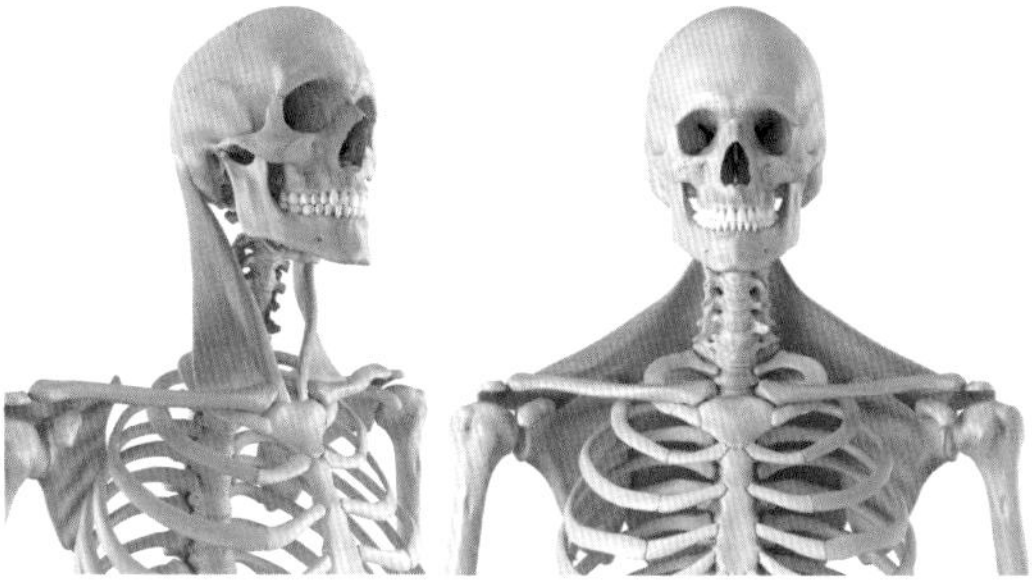

77ページで前述したように、首から肩にかけては僧帽筋壁《そうぼうきんへき》という、僧帽筋が壁のようになっている部分があります。ここに筋硬結《きんこうけつ》ができると、こめかみの痛み、頭痛が引き起こされます。

また、顔を横に向けたときに首筋に浮かび上がる大きな筋肉が胸鎖乳突筋《きょうさにゅうとつきん》です。ここの筋硬結は、**こめかみの痛み、頭痛だけでなく、眼精《がんせい》疲労を引き起こす**ことで知られています。

ただし、激しい頭痛の場合は、さまざまな病気が疑われますから、即、病院へ行きましょう。

動画でチェック

マッサージのやり方

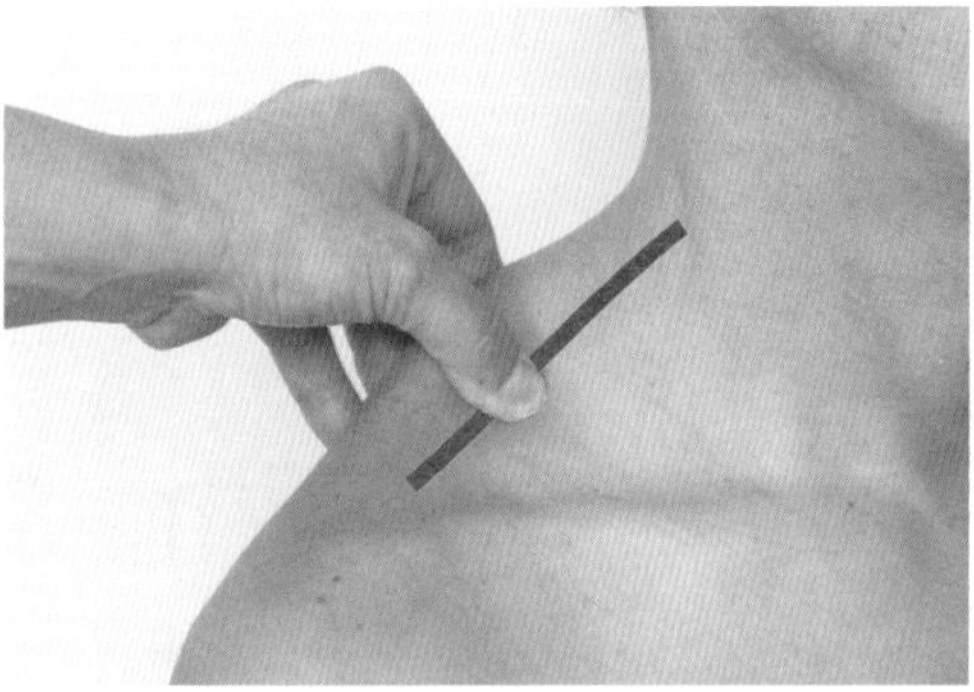

★

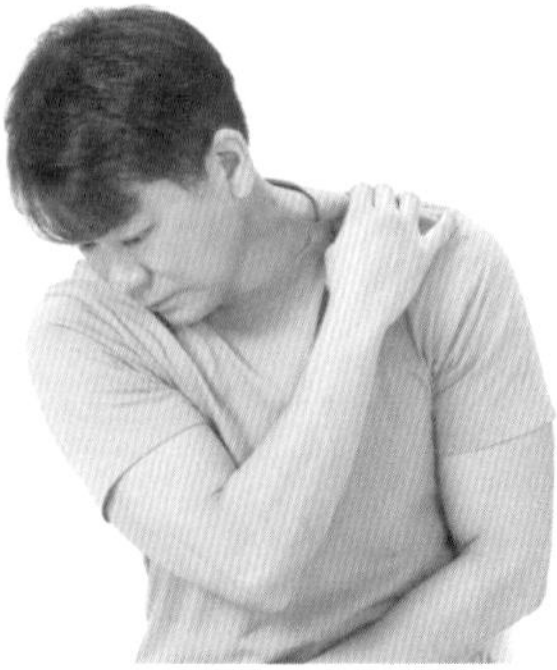

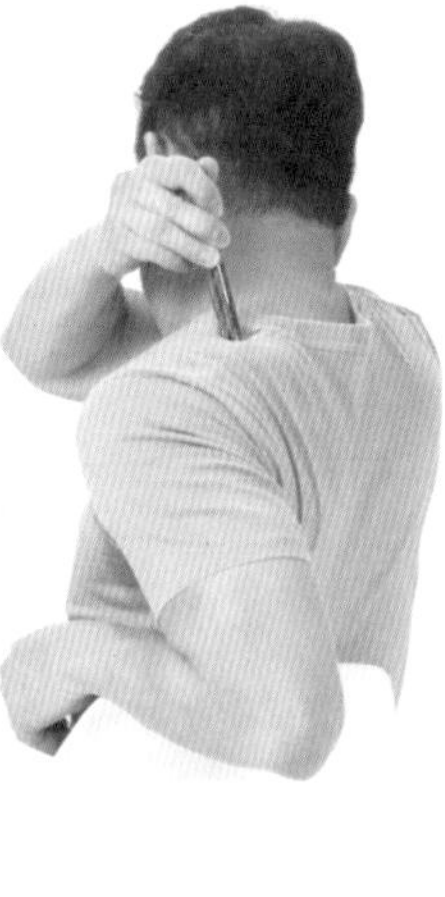

1

★の写真を参考に僧帽筋壁を指でつまんで、筋肉の位置を確認する。

2

確認した場所を押していき、鋭く痛むポイントを見つけたら、そこが筋硬結なのでマッサージする。上・前・後ろなど、いろいろな方向から押してよい。

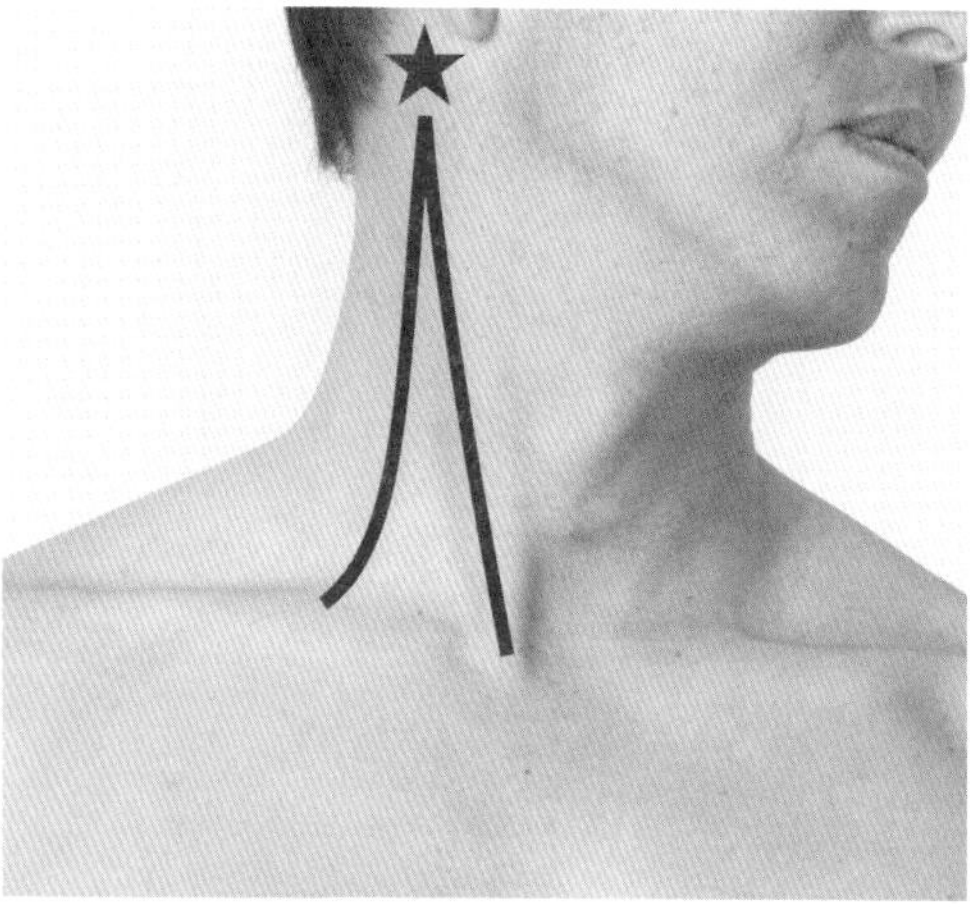

胸鎖乳突筋は、耳の後ろの乳様突起（にゅうようとっき）といわれる部分から、2つに分かれて付いている。顔を横に向けると浮かび上がる。

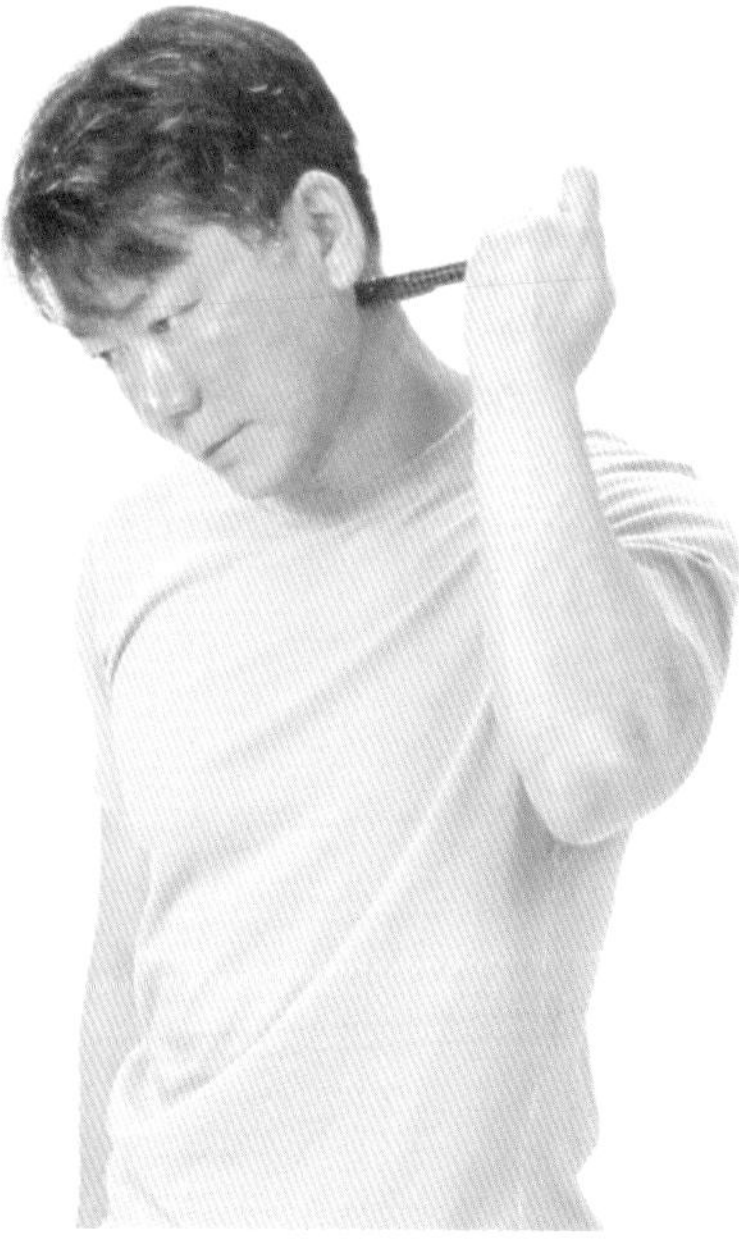

3

★の乳様突起から、筋肉の中心を徐々に下に向けてボールペンで優しく押していく。

◎寝転んでスマホやテレビの斜め見――こんな動作で「頭痛、眼精疲労、こめかみの痛み」の筋硬結ができる！

仰向けに寝た状態でスマホやタブレットを見たりするとき、頭は枕に載っているため、首や肩の筋肉の緊張はゆるんでいると思いがちです。

ところがこのとき、胸鎖乳突筋は少しアゴを引いた状態で常に緊張し続けていますから、筋硬結ができやすくなります。

ですから、**寝てスマホやタブレットを見る場合は、仰向けではなく、横に向く**ようにしましょう。

そして、**テレビも必ず、首を真正面に向けて、肩の力を抜いた状態で観るよう**に心がけましょう。ほんのちょっとの角度でも、首を回した状態で長時間いると、胸鎖乳突筋が疲労して筋硬結ができやすくなります。

ボールペンマッサージ
3

肩の筋肉の筋硬結を探せ！

肩の痛み、腕の痛み、肩関節周囲炎（五十肩・四十肩）、腱板損傷に効く！

動画でチェック

肩の筋肉をほぐすだけ！

三角筋

腱板筋群（ローテーターカフ）

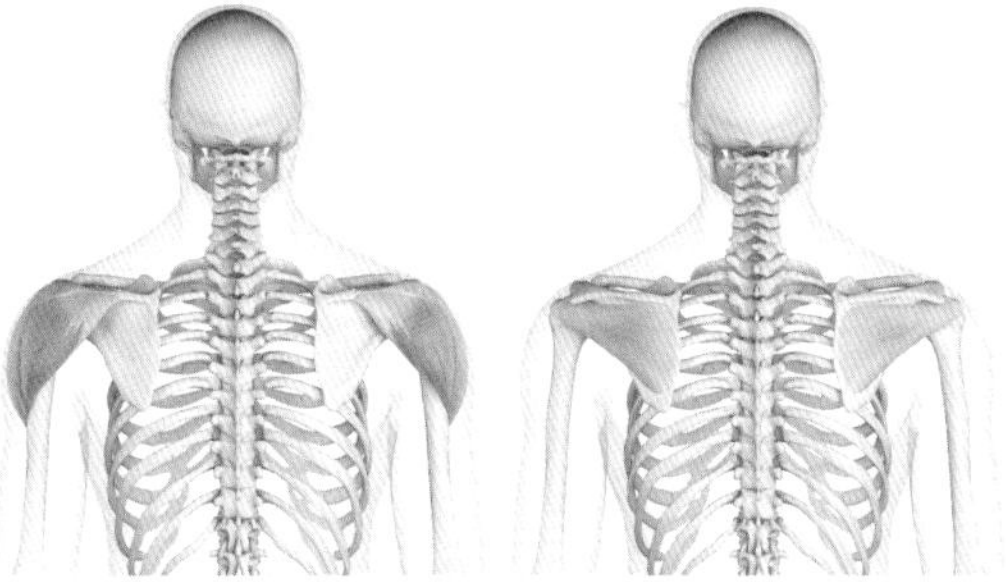

肩は三角筋《さんかくきん》という大きな筋肉に覆われていて、深部に「ローテーターカフ」と呼ばれる4つのインナーマッスルがあります。

肩のインナーマッスルは、腕を横に上げたりねじったりといった重要な働きをする筋肉ですが、小さくて弱いため、損傷しやすく筋硬結《きんこうけつ》のできやすい場所です。

これらの筋肉の筋硬結は二の腕にまで痛みを生じさせることがあります。

「肩関節周囲炎《かたかんせつしゅういえん》」は、肩にある筋肉の腱や靱帯《じんたい》が炎症を起こし、肩を動かすたびに、痛みが生じる状態です。

肩の筋肉が断裂すると**「腱断裂《けんだんれつ》」**となり、腕を上げられなくなります。

なお、腱の一部がさける**「腱板損傷《けんばんそんしょう》」**は、腕がある程度上がるなら安静にして様子を見るのも手です。腕が上がらない場合は病院へ。

これらのように**肩周囲が痛む状態をまとめて「四十肩《しじゅうかた》」「五十肩《ごじゅうかた》」**と呼びます。

肩に痛みがあると必ずといっていいほど、**肩周囲の筋肉（三角筋やローターテーカフ）に筋硬結**ができています。

腱断裂と腱板損傷については、ケガそのものはマッサージでは治りませんが、痛みやコリが併発している場合にボールペンマッサージは非常に有効です。

◎荷物の持ち上げ、テーブルを拭く ——こんな動作で「肩の痛み、腕の痛み」の筋硬結ができる！

たとえば前腕をワイパーのように動かして、テーブルや窓を拭く動作は、二の腕をねじるため、肩のインナーマッスルを損傷しやすい動作です。

こういうときは、腕を上下左右に十字のように動かして、なるべくねじらないようにしましょう。

また、腕を前に伸ばして、物を持ち上げると、肩に大きな負担がかかります。

負担がかからないようにするには、荷物のほうへ上体を向け、腕を真横ではなく、前に上げて持ち上げます（174ページ参照）。

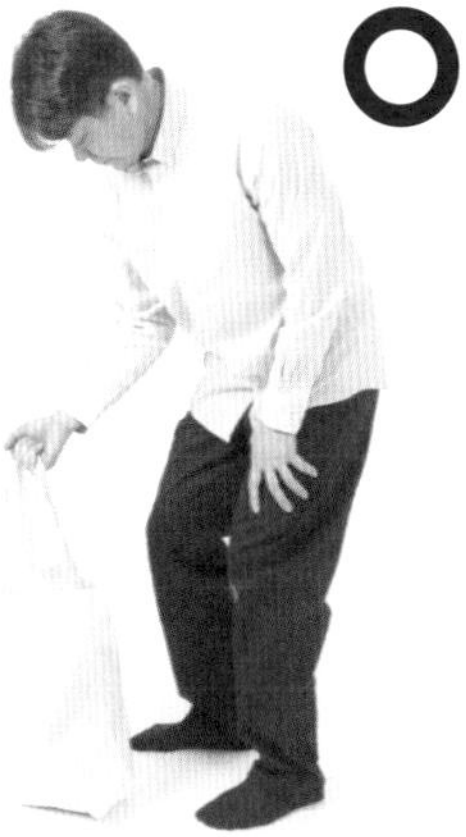

荷物を持ち上げるときはできるだけ荷物に近づき、逆手で脇をしめて持ち上げる。

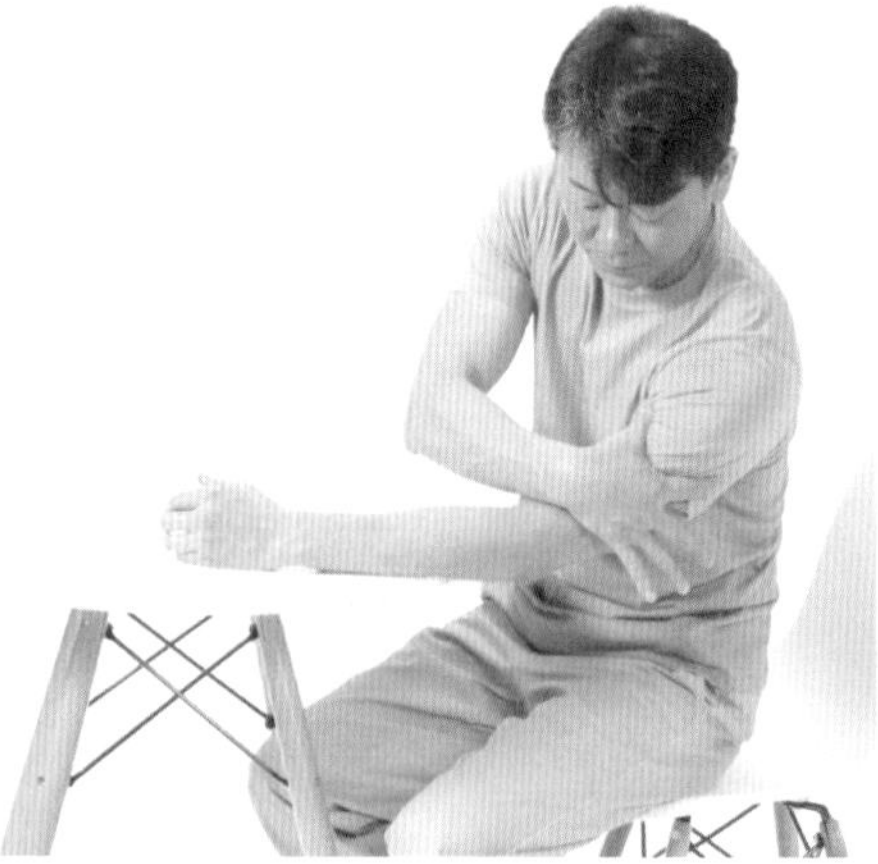

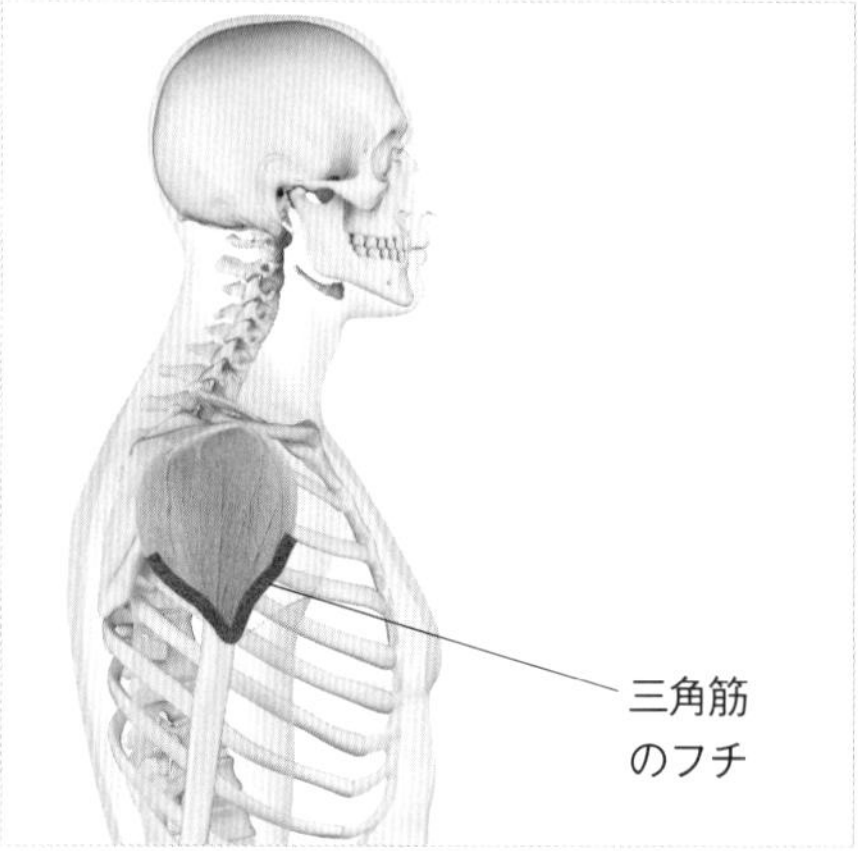

1

三角筋が上腕骨に付いている部分（三角筋のフチ）を確認する。

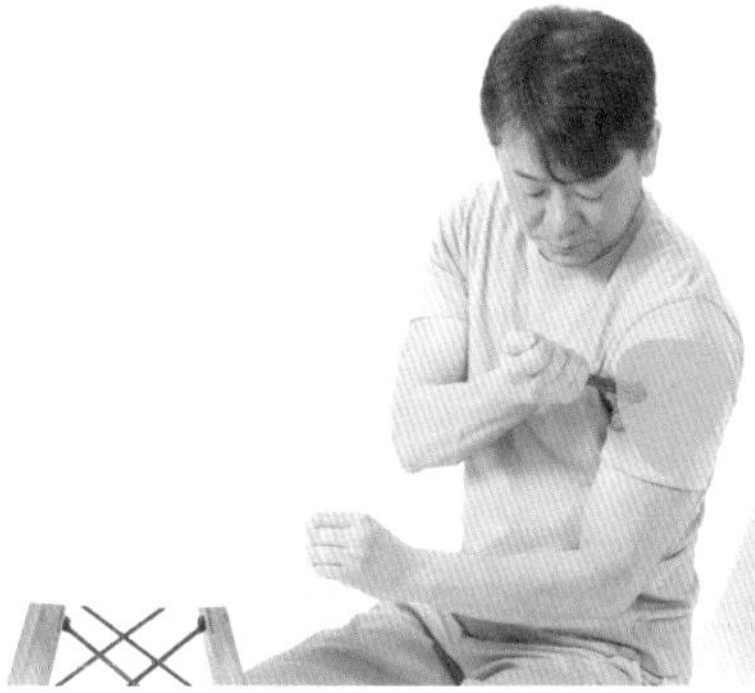

2

三角筋（筋肉の盛り上がり部分）をまんべんなく押していき、痛いポイントを探す。

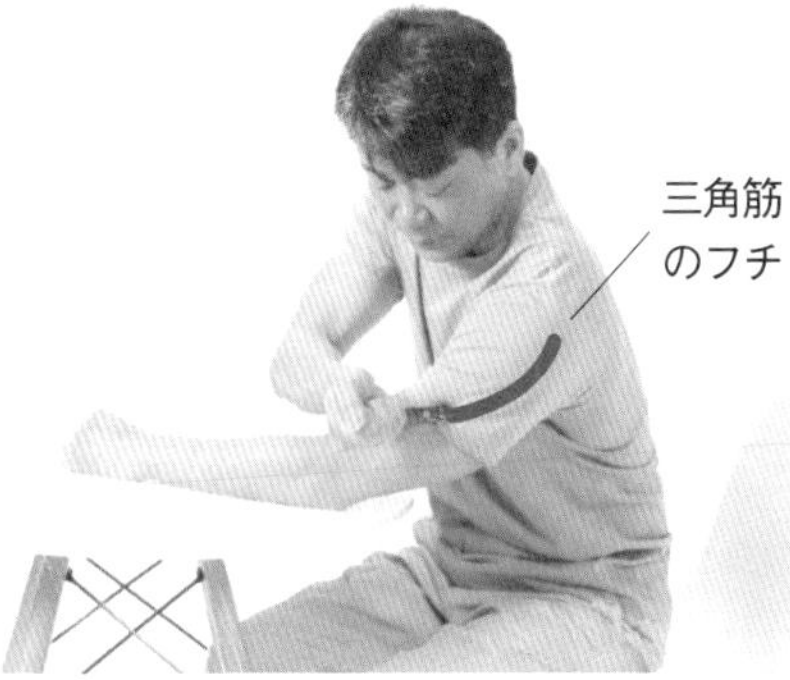

3

三角筋のフチもまんべんなく押して、痛いポイントを見つける。

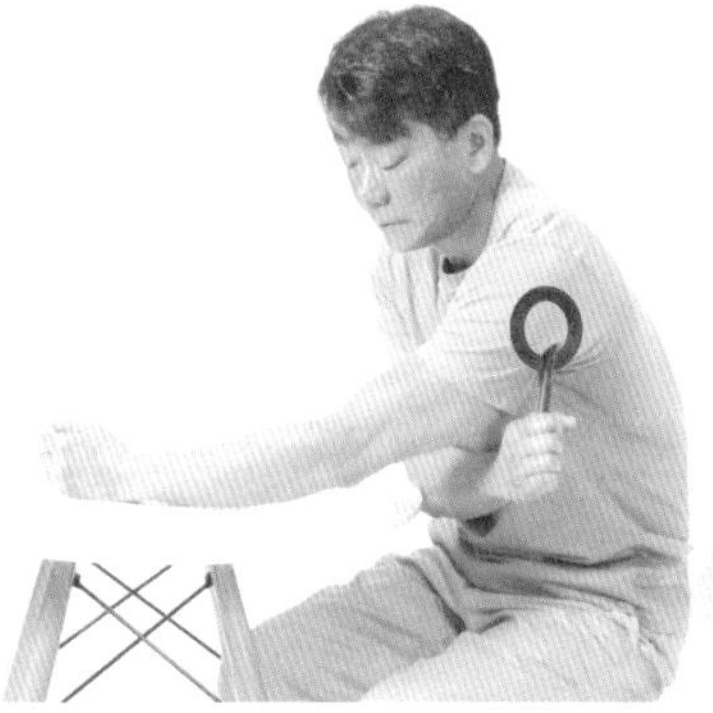

4

肩の背中側にあるローテーターカフは筋硬結ができやすい。位置は85ページの筋肉図を参考に。テーブルにのせた腕の下からマッサージするとやりやすい。

ボールペン
マッサージ
4

力こぶ周りの筋肉に原因あり！

ひじ痛、肘部管症候群、テニス&ゴルフひじに効く！

動画でチェック

ひじを曲げる筋肉は、上腕の〝力こぶ〟にあたる上腕二頭筋《じょうわんにとうきん》、上腕筋《じょうわんきん》、腕橈骨筋《わんとうこつきん》です。

日常生活では、**ひじを曲げてモノを持つ機会が非常に多いため、これらの筋肉には筋硬結《きんこうけつ》が**多発します。

これらの筋肉にできた筋硬結は、ひじの内側のくぼみの深部などに不快な痛みを生じさせます。

腕の筋肉をほぐすだけ！

上腕二頭筋、上腕筋、腕橈骨筋

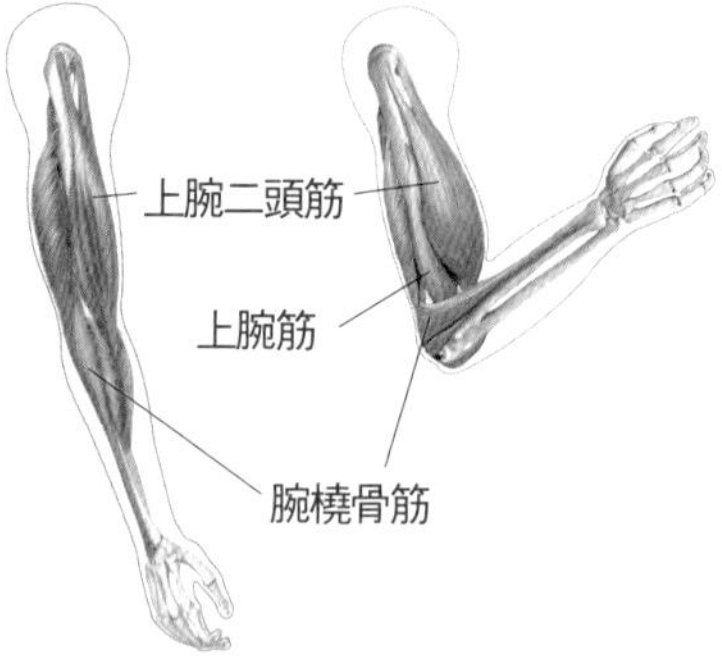

マッサージのやり方

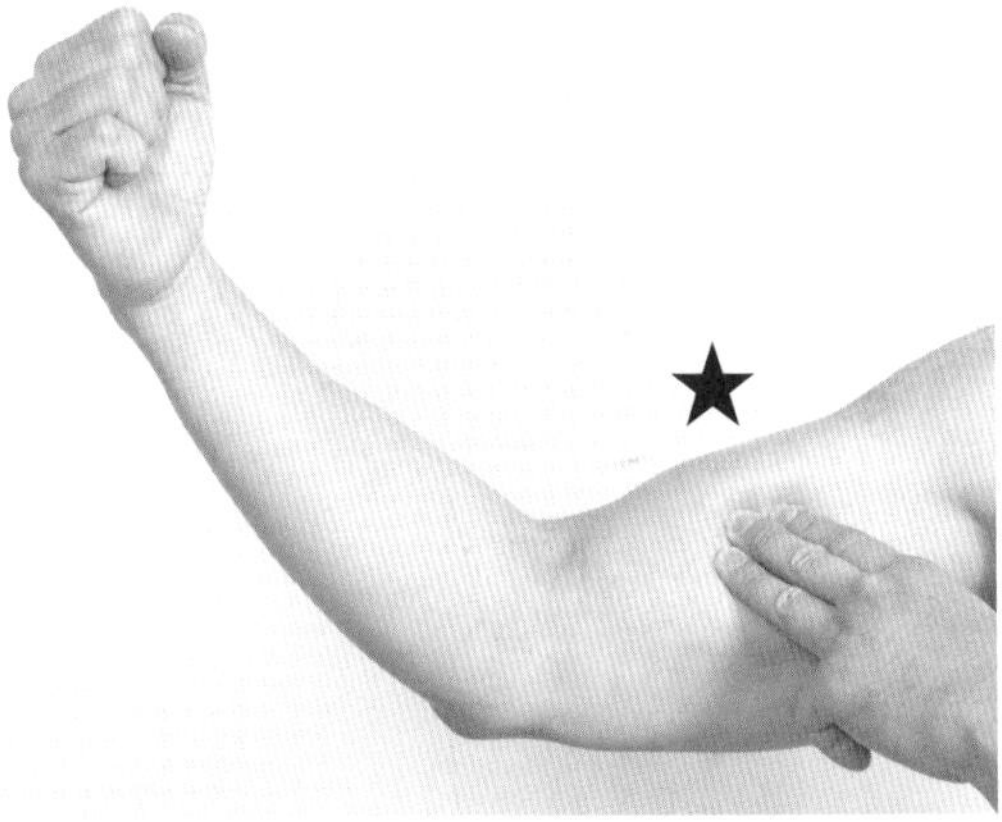

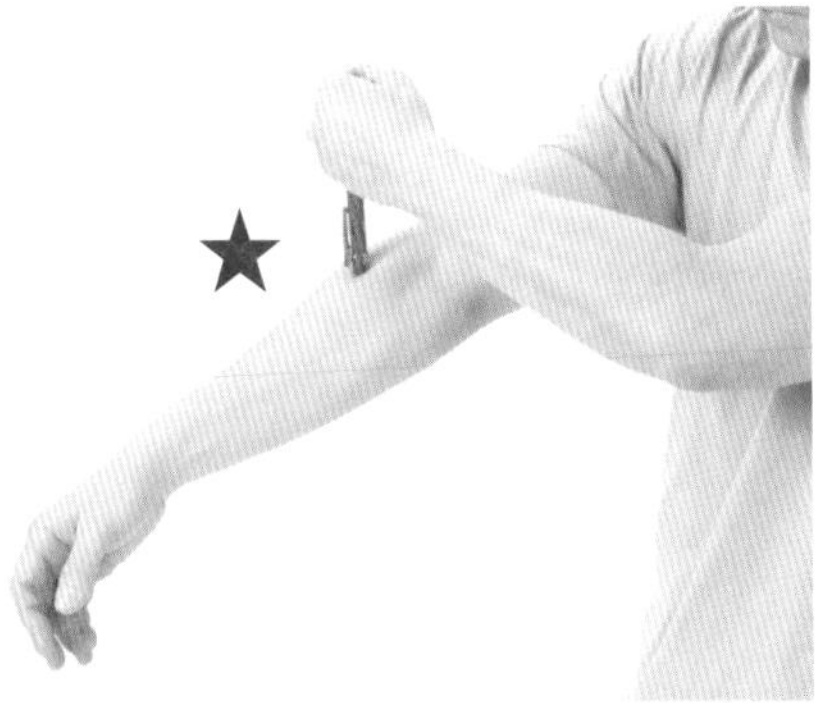

1

ひじではなく、上腕二頭筋（★）や腕橈骨筋（★）をボールペンでマッサージする（右ページの筋肉図も参考に）。腕の筋肉は小さいので、ボールペンの消しゴム部分を使ってマッサージしてもよい。

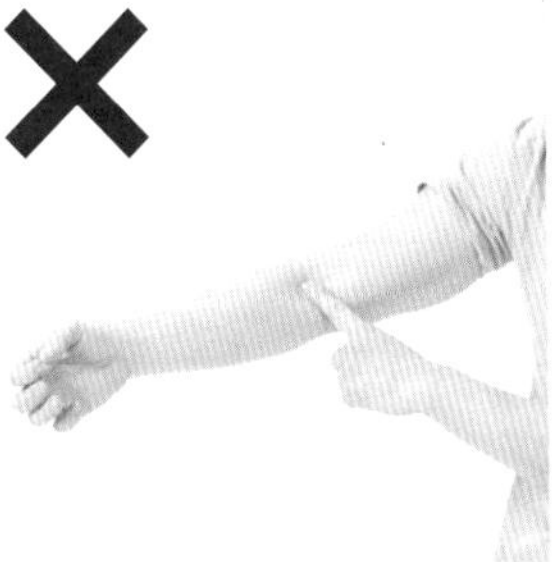

※

ひじの内側のくぼみに痛みがあっても、くぼみそのものを押したりもんだりするのはNG。くぼみ周囲の上腕二頭筋や腕橈骨筋の筋硬結をほぐせば、くぼみそのものの痛みも改善する。

●ひじが痛くなる「テニスひじ」「ゴルフひじ」

「テニスひじ」「ゴルフひじ」という名称からは、ひじ関節の障害のイメージが浮かんできますよね。

もちろん、ひじの関節の変形による障害もありますが、それ以上に、実際には、**ひじの関節を動かしている筋肉の障害**でもあります。手の指や手首を曲げる筋肉の多くは、ひじの両側の骨のでっぱり部分に付いています。テニスやゴルフなどのスポーツで手首を酷使《こくし》すると、この部分に付着した腱《けん》の部分が断裂したり炎症を起こしたりして、ひじの外側や内側に痛みが生じる場合があります。

ですから、前腕の筋肉をボールペンでマッサージすると痛みが軽減します。

ただし、関節が完全に変形している場合は完治は困難ですので、一度は病院へ。

一方、**筋硬結は必ず影響しているのでボールペンマッサージも不可欠**です。

●前腕から小指にかけてしびれる「肘部管症候群」

ひじには、肘《ちゅう》部《ぶ》管《かん》という部分があり、その中を尺骨神経《しゃっこつしんけい》が通っています。ひじの内側を何かにぶつけると、ビリッと電気が走るのは、この尺骨神経が刺激されるからです。

尺骨神経が骨の変形などで圧迫されると、小指がシビレたり、手のひらの小指側のふくらみが萎縮します。これが「肘部管症候群」です。

仕事や家事、スポーツなどでひじをひんぱんに曲げ伸ばしする、いわゆる小さな負担の積み重ねが原因のほとんどを占め、必ずといっていいほど筋硬結が存在します。

肘部管そのものが変形している場合は治りませんが、**筋硬結をマッサージすれば、症状は軽くなります。**

◎エコバッグを持つとき、テニスやゴルフ——こんな動作で「ひじ痛」の筋硬結ができる！

バッグはひじを曲げて持つのではなく、ひじを伸ばしたまま脇をしめ、手のひら全体でしっかりと持つように。

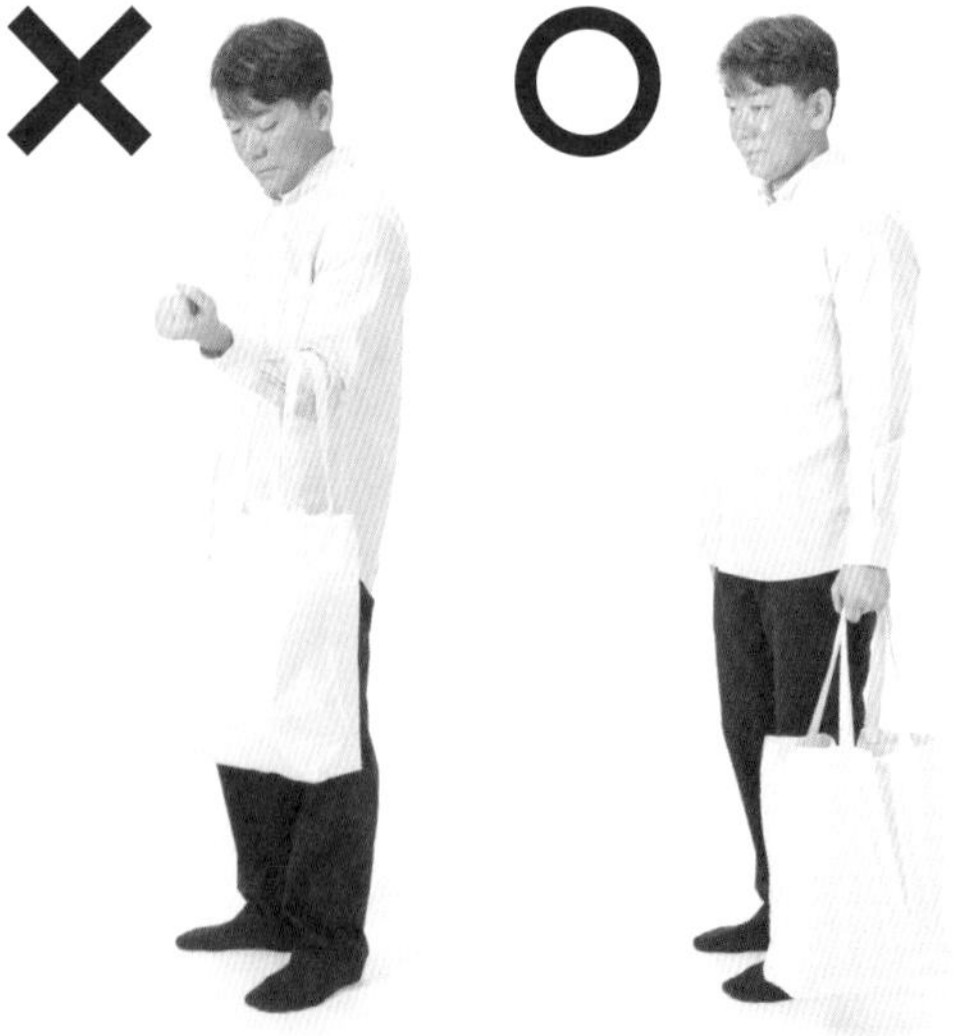

私たちは日常生活でひんぱんに、ひじを曲げたままでバッグを持っています。そのためひじを曲げる筋肉には、筋硬結が多発します。

バッグを持つときはひじを伸ばしたまま脇をしめ、手のひら全体でしっかりと持ちましょう。

ボールペン
マッサージ
5

手首でなく、前腕の筋硬結が関係している！

手首・手指の痛み、手首の腱鞘炎に効く！

前腕（ひじから先の腕部分）の内側には手首や指を曲げる筋肉が、外側には手首や指を伸ばす筋肉があります（前腕筋群《ぜんわんきんぐん》）。

これらの筋肉に筋硬結《きんこうけつ》ができてしまうと、腱《けん》がひっぱられて緊張するため、手首や指に痛みやシビレが生じます。

動画でチェック

腕の筋肉をほぐすだけ！

前腕筋群

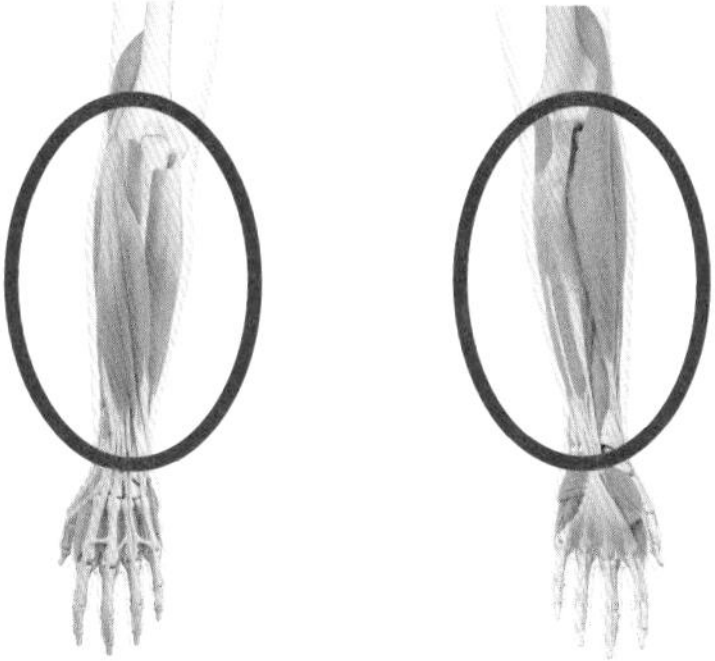

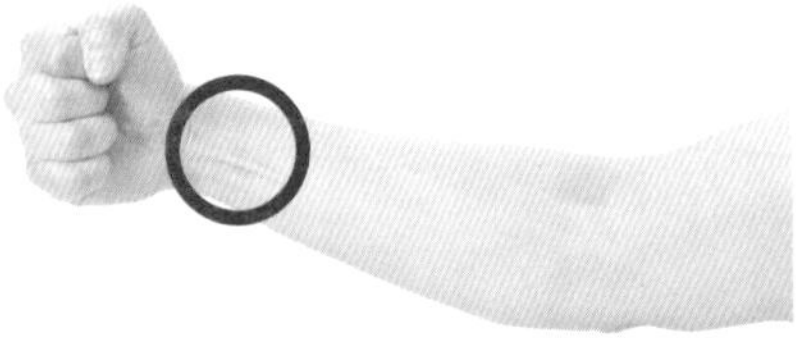

※

手首（赤丸部分）や手の甲に浮き上がる腱は、そのほとんどが前腕の筋肉から伸びているため、手首が痛いからと言って手首そのものをマッサージしても意味はない。

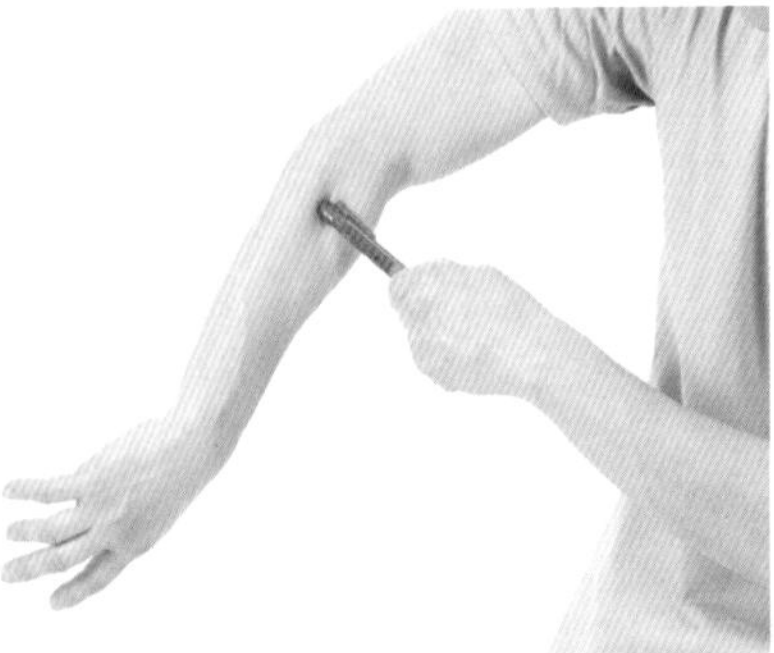

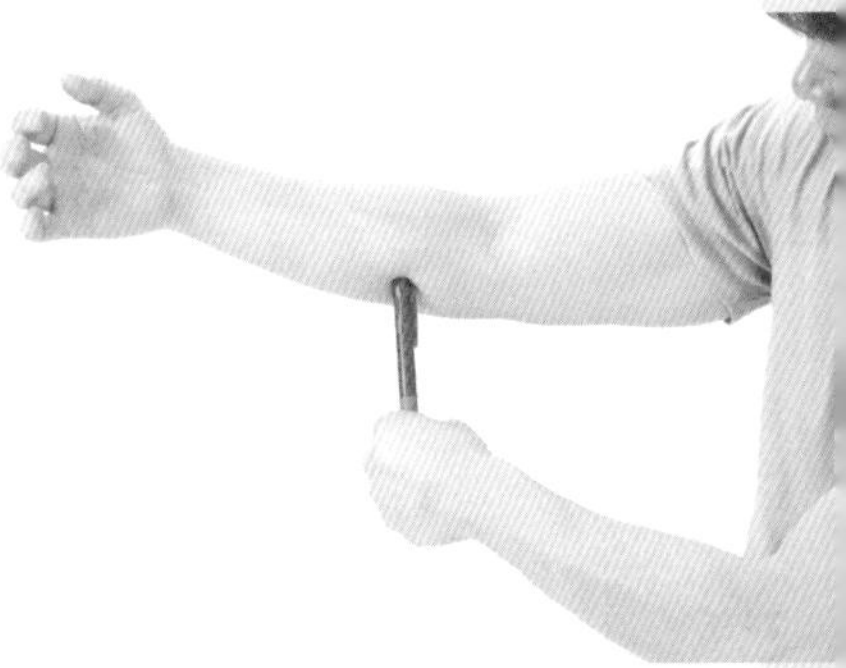

❶

肌の上から見える血管は避けるようにして、前腕にある筋肉の外側・内側をボールペンで押しながら、痛いポイントを探していく。腕の筋肉は小さいので、ボールペンの消しゴム部分を使ってマッサージしてもよい。

●指先に痛みが出る「手根管症候群」

手首の骨とその上の靭帯《じんたい》に囲まれた手根管《しゅこんかん》と呼ばれるトンネルがあります。手首や指を酷使すると指の腱《けん》が腫《は》れるため、手根管内部で正中神経《せいちゅうしんけい》や血管が圧迫されます。その結果、指先に痛みやシビレが生じます。

これが**「手根管症候群」**で、原因のはっきりしない突発性のものと、手首を酷使する作業により発症した腱の炎症によるものなどがあります。

手根管には、前腕の筋肉の腱が何本も通っています。

前腕の筋肉に形成された筋硬結をボールペンマッサージすると、腱の緊張がやわらぎ、動きや痛みが若干よくなります。

ただし、症状がよくならない場合は、正中神経の圧迫をとるために、手根管部にある靭帯を切開する手術が必要になります。

◎包丁の使用、スマホ・パソコン作業、テニス、ゴルフ——こんな動作で「手首・手指の痛み」の筋硬結ができる！

手首を曲げたり包丁で固い物を切る動作は、前腕筋群に筋硬結を生じさせます。

テニスやゴルフなどの手首に負担がかかるようなスポーツも注意が必要です。

手首や指の痛みやシビレ感がひどい場合は、サポーターやテーピングを巻いて、手首の動きを制限し、前腕の筋肉の負担を減らすように心がけましょう。また、**手首を酷使するような作業をした後は、保冷剤などによる前腕の3分程度のアイシングが有効です。**

他にも、以下の家事や仕事は手首やひじに非常に大きな負担をかけます。

・**重いフライパン・鍋を持つ**（できるときは、**両手を使う**といいでしょう）

・**パソコン作業**（手首を小指側に曲げたまま、長時間キーボード入力したり、強い力を込めたりすると、手首に大きな負担がかかる。ハの字型のエルゴノミッ

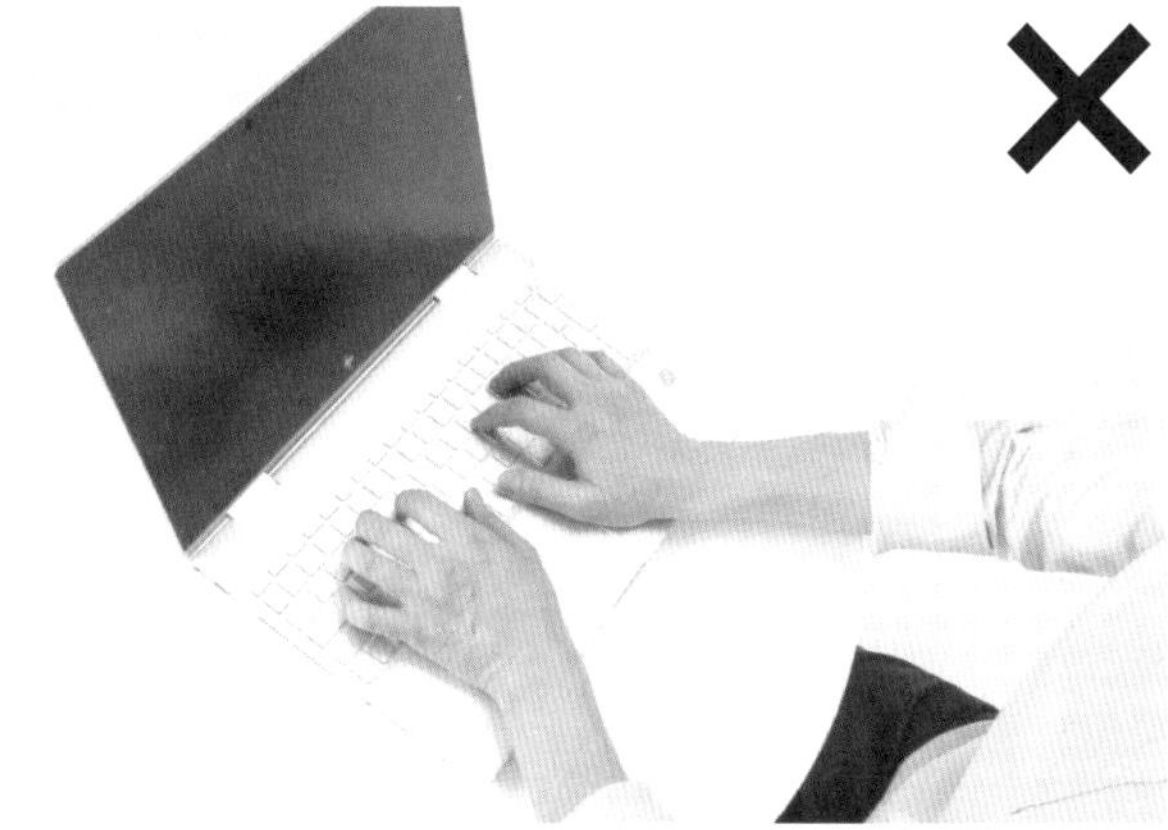

手首が小指側に曲がったまま長時間キーボードを打つと、手首に大きな負担がかかる。

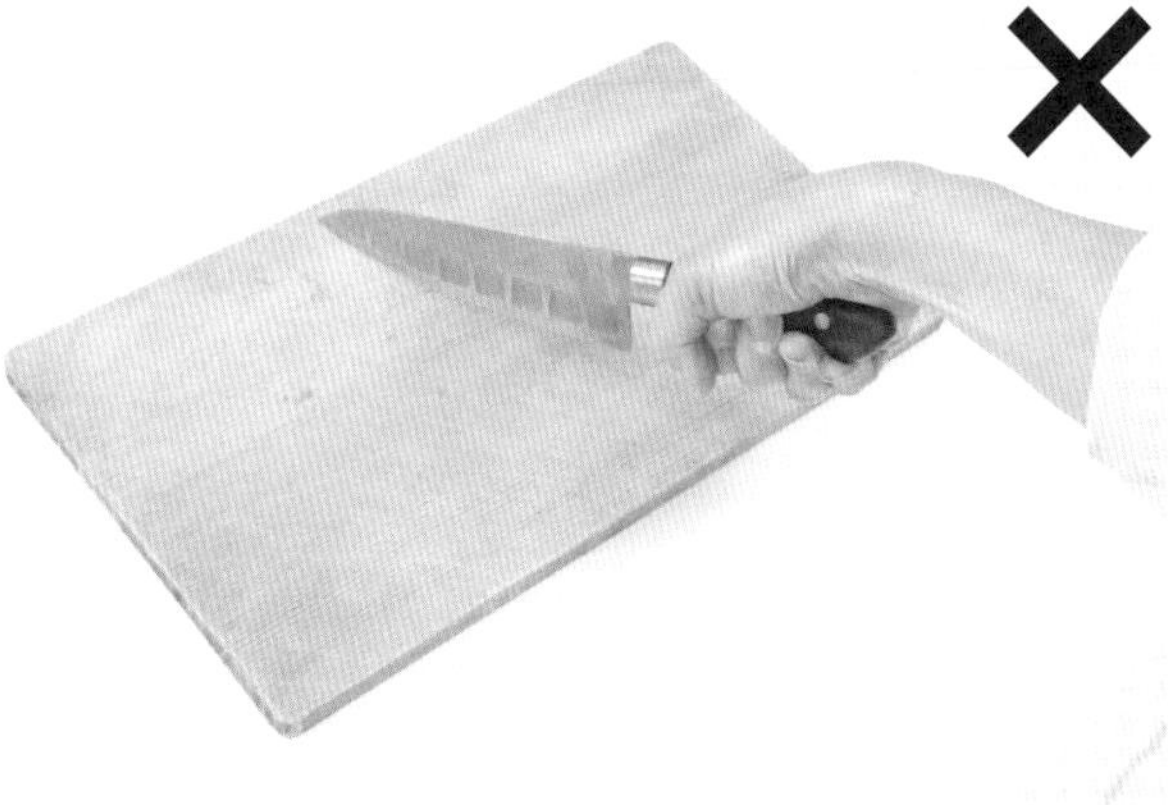

手首を小指側に曲げて、包丁で固いものを切ると手首に大きな負担がかかる。料理でよく包丁を使う人はときどき前腕のボールペンマッサージを！

×

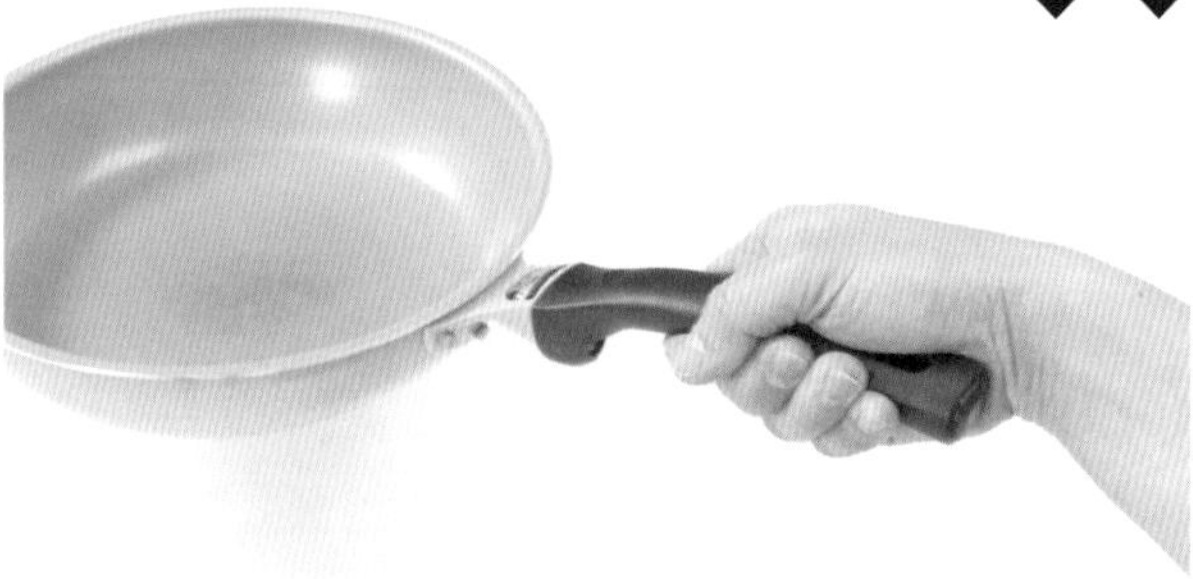

手首を小指側に曲げて、フライパンや鍋を持つと手首に大きな負担がかかる。

○

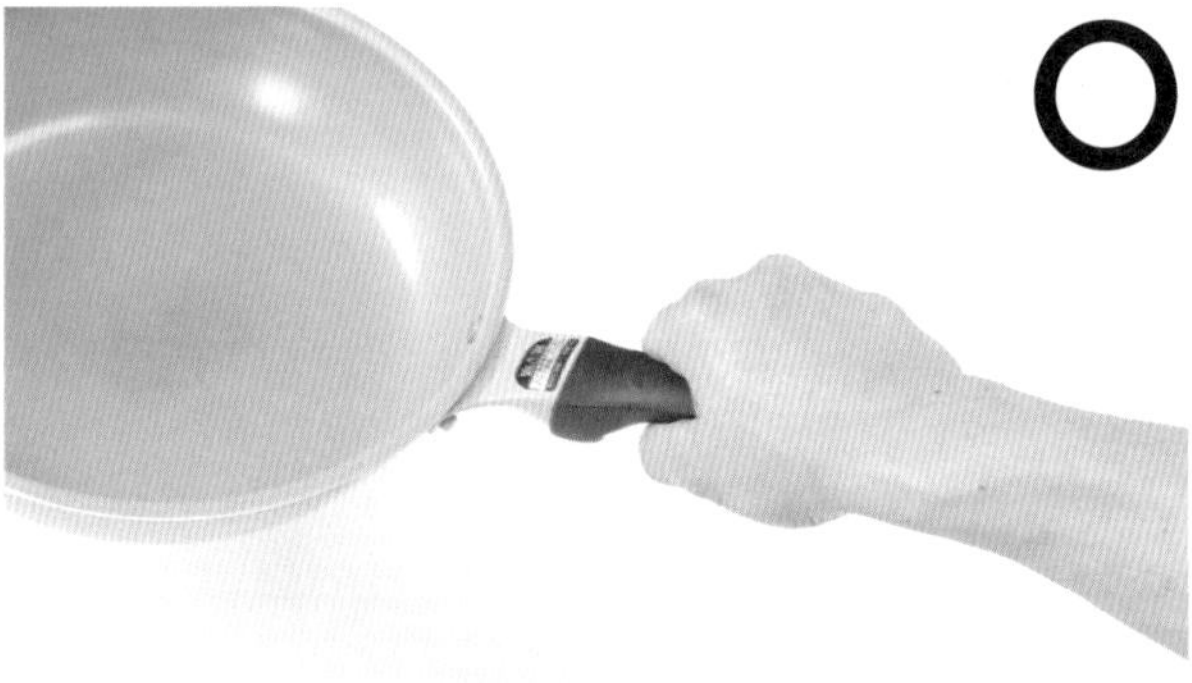

手首はまっすぐにし、上から取っ手を持つと、手首の負担が減る。可能なときは両手で持つように。

手首のストレッチ。テレビやユーチューブを見ながらやってもよい。

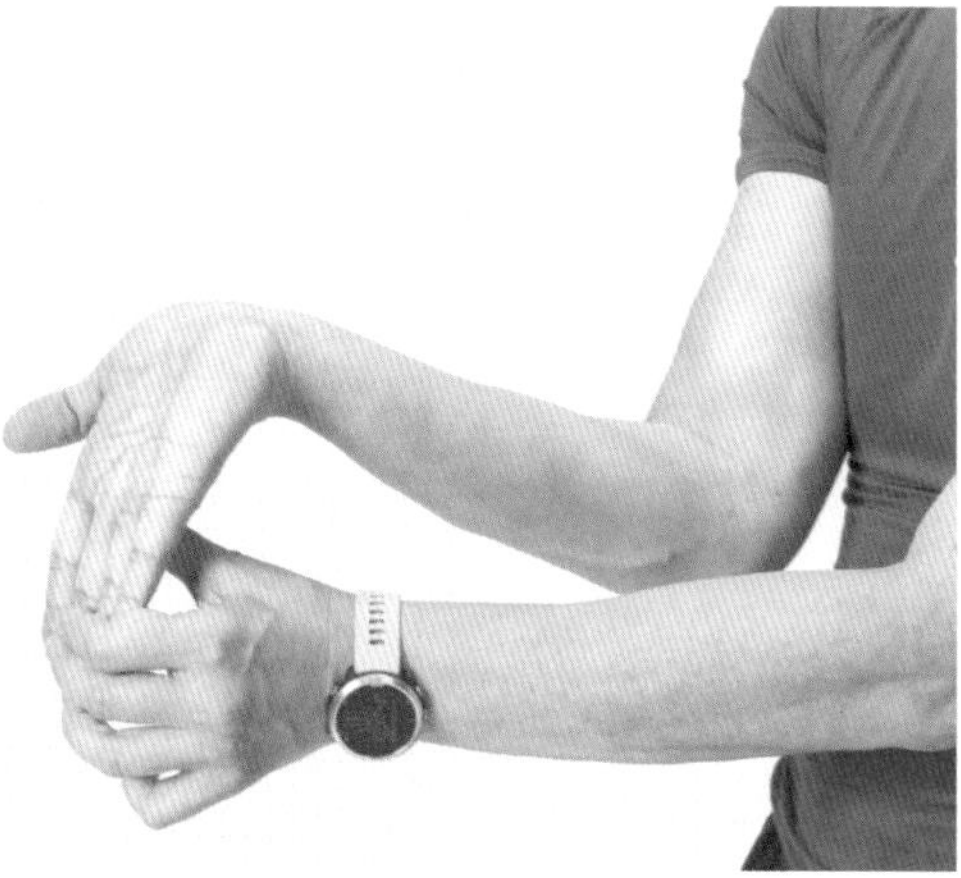

クキーボードを使うのが理想。難しい場合は、「**ひんぱんに手首を回す**」などして、前腕の筋肉が固まるのを防ぐ）

・**重いスマホを持つ、親指のフリック入力**（可能なときは**両手を使う**）

・**重い荷物を手指で持つ**（なるべく**手のひら全体で持つ**ようにする）

手首は本来、左右にはあまり動かないようになっているので、左右に曲がった状態が続くと疲労します。

手首の痛みの対処には、ときどき、手首のストレッチをしたり、親指の付け根のふくらみをボールペンマッサージ（104ページ）することが大切です。

ボールペンマッサージ 6

手の指、バネ指、ヘバーデン結節の痛みに効く！

指そのもののマッサージは効果なし！

動画でチェック

指に痛みやシビレが生じたりすると、つい、指そのものをマッサージしがちです。ところが、ほとんど効果がありません。なぜなら指先には筋肉はなく、腱しかないからです。

指の筋肉は、手のひらや手の甲にある小さい筋肉（手内在筋群《しゅないざいきんぐん》）、または前腕《ぜんわん》の筋肉（前腕筋群《きんぐん》）から伸びています。

これらの筋肉の筋《きん》硬結《こうけつ》は、指先へ伸び

手と腕の筋肉をほぐすだけ！

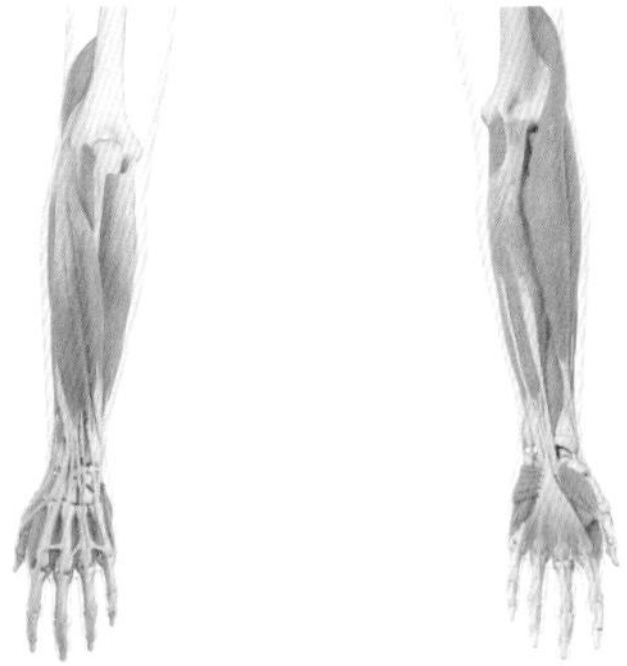

指のマッサージをしてもあまり効果なし。

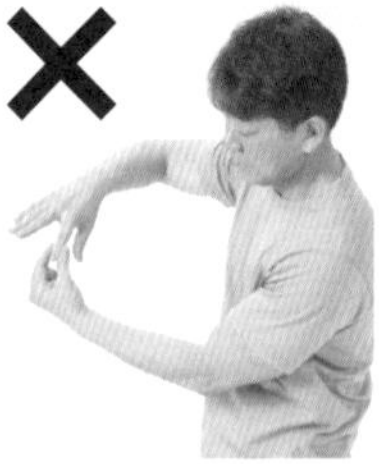

た腱《けん》を緊張させるため、痛みやシビレ、ひどい場合には変形といったさまざまな障害が生じます。

●悩む人が多い「バネ指」「ヘバーデン結節」

指のトラブルで多いのが「バネ指」です。指を動かす腱は、浮き上がらないように、靭帯性《じんたいせい》の鞘《さや》の中を通っていますが、腱や鞘が腫《は》れて互いの滑りが悪くなると、指を伸ばすときに引っかかりが生じて、バネのように動いてしまいます。

また、指先の関節側面にコブ（結節）ができて変形してしまう原因不明の病気が「ヘバーデン結節」です。

バネ指、ヘバーデン結節ともに、指を動かす筋肉（手のひらや甲の筋肉）や前腕の筋肉をマッサージして筋硬結をゆるめると、腱にかかる緊張が少なくなるので、症状をいくらか改善できます。

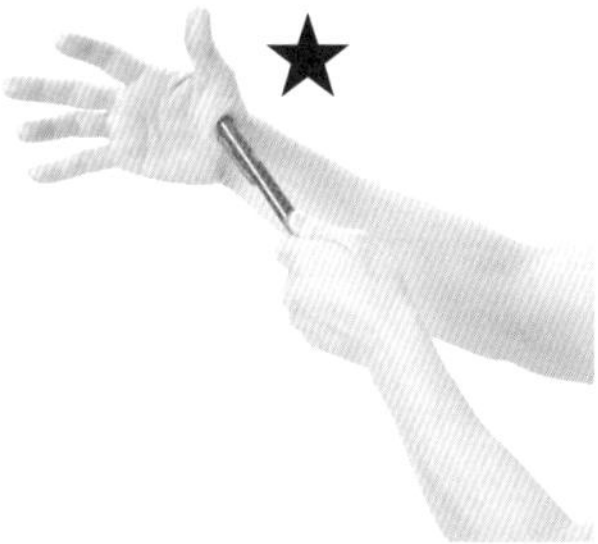

手の筋肉は小さいので、ボールペンの消しゴム部分を使ってマッサージしてもよい。

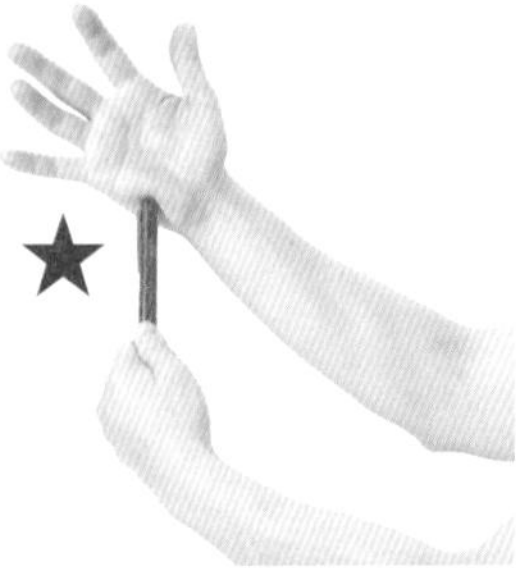

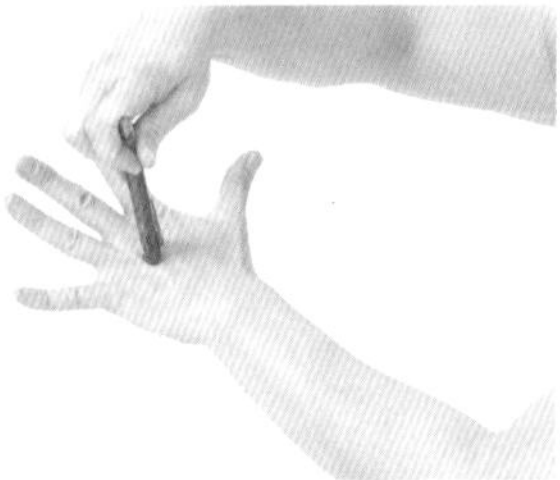

1

★母指球（ぼしきゅう、親指付け根のふくらみ）と★小指球（しょうしきゅう、小指付け根のふくらみ）は、丸みを帯びた球形をした筋肉群。さまざまな角度からこの筋肉に対して垂直にボールペンでマッサージする。

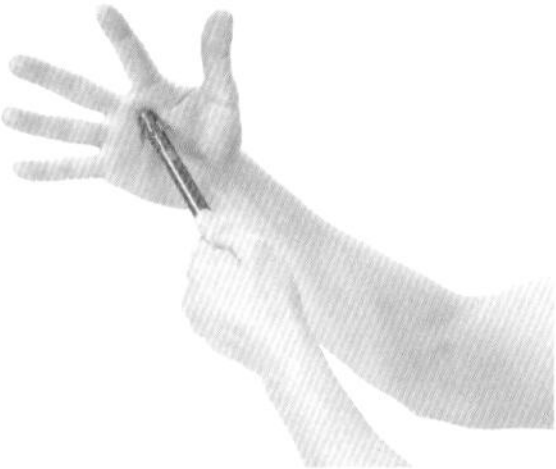

2

指の腱と腱の間には、指を閉じたり開いたりする小さい筋肉（手内在筋）がある。皮膚の上から見える血管と手の甲にある腱（タテに浮かぶ3本の線）や骨は避けながら、ボールペンでマッサージする。表から裏からまんべんなく。

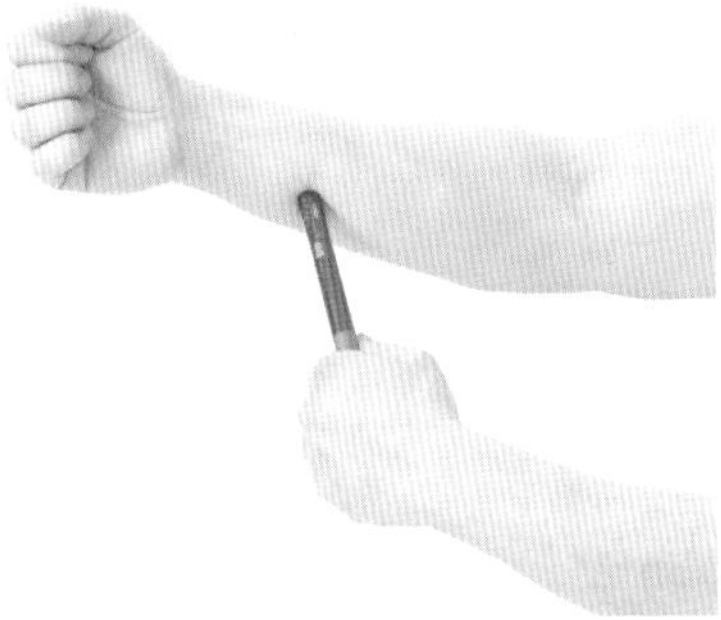

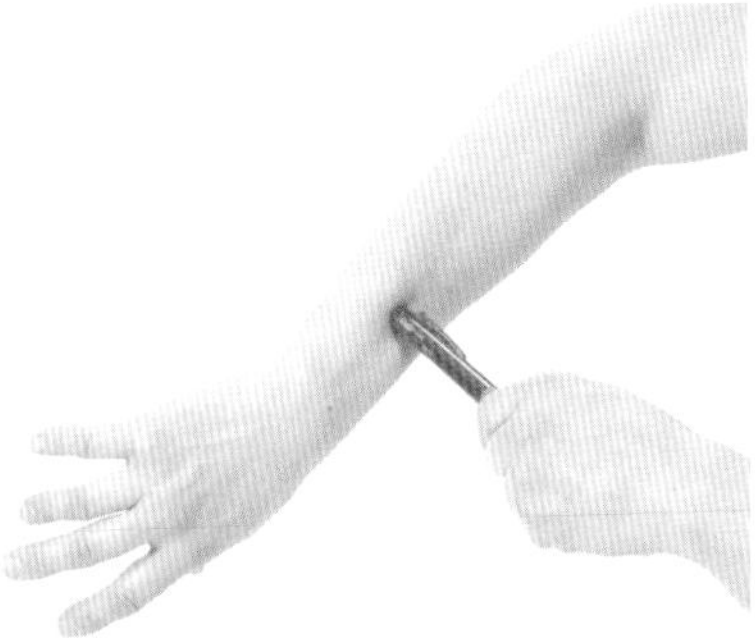

3

前腕（ひじから先の部分）も表から裏からマッサージする。

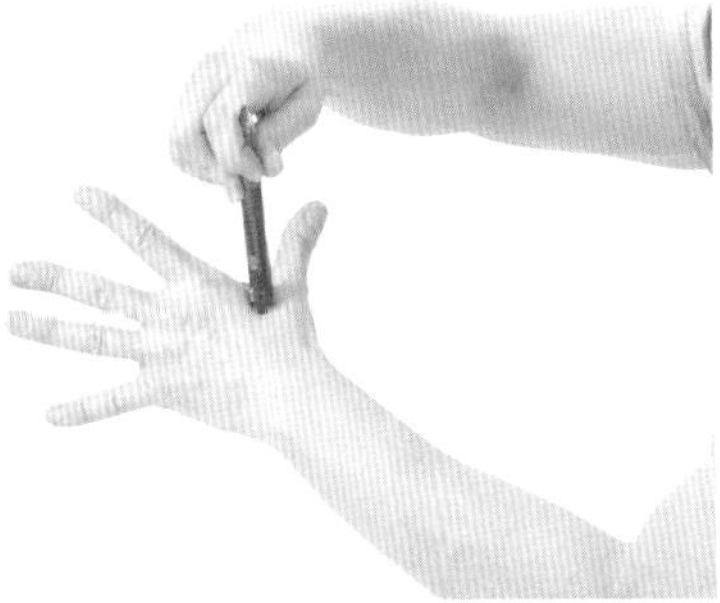

4

スマホのフリック入力による指の疲れは、母指球（★）のボールペンマッサージと、親指と人差し指の間のボールペンマッサージが効果的（左写真）。表から裏からまんべんなく。いわゆる普通の指のストレッチも効果的。

◎スマホ・キーボード作業、買い物袋の持ち上げ
——こんな動作で「手の指の痛み」の筋硬結ができる！

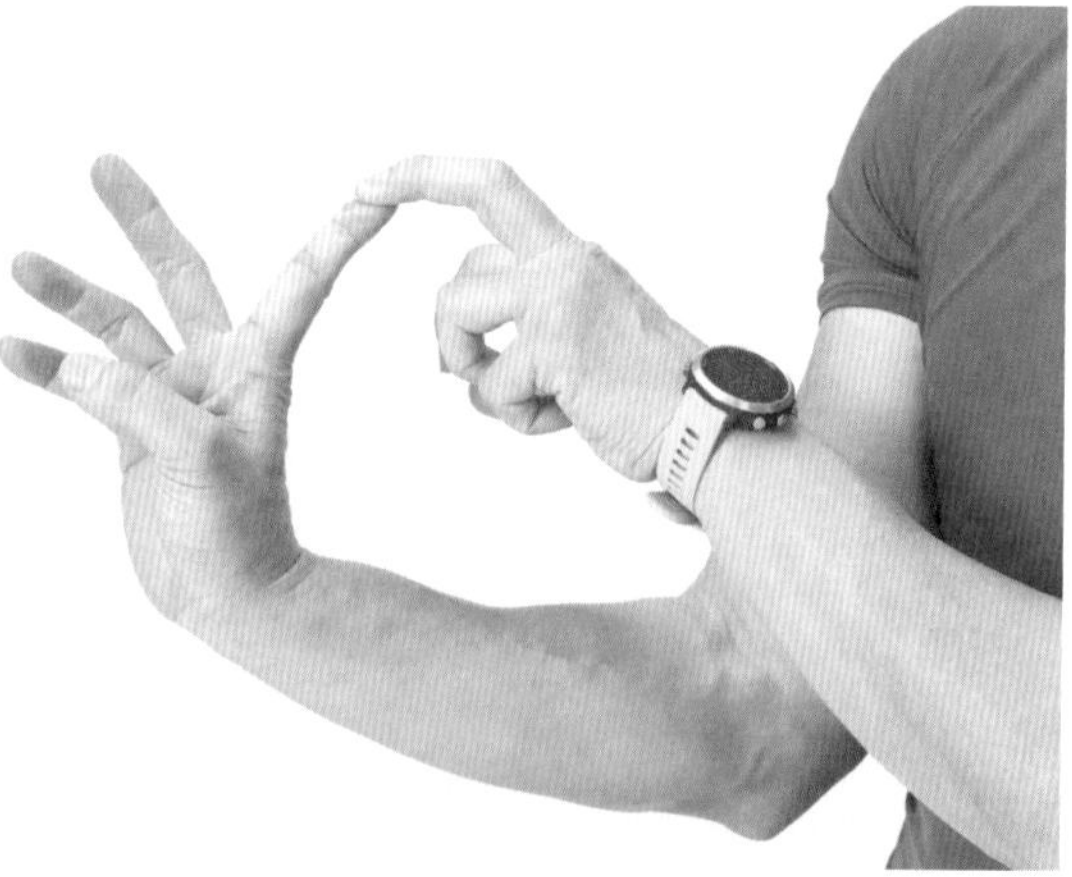

手の指は1本ずつ、うしろに反らすように曲げてストレッチ。

スマホのフリック入力や長時間のキーボード入力、ドライバーを強く握ってネジを回すなど、指を使った細かな作業や、指に力を入れる動作に注意しましょう。筋肉が酷使され筋硬結が形成されやすくなります。

その動作の後は、必ず手と前腕のボールペンマッサージ（104〜105ページ）したり、指のストレッチをすることです。それを放置しておくのが一番よくありません。

また、重たい買物袋を曲げた指にひっかけるようにして持つと、手のひらの小さい筋肉を損傷することがあるので注意しましょう。手指に荷物をひっかけるのではなく、手のひら全体でしっかりと持つことです（174ページ参照）。

荷物を指にひっかけると手のひらの筋肉に負担がかかる。家の鍵を開けるときなどに意外としている行為。

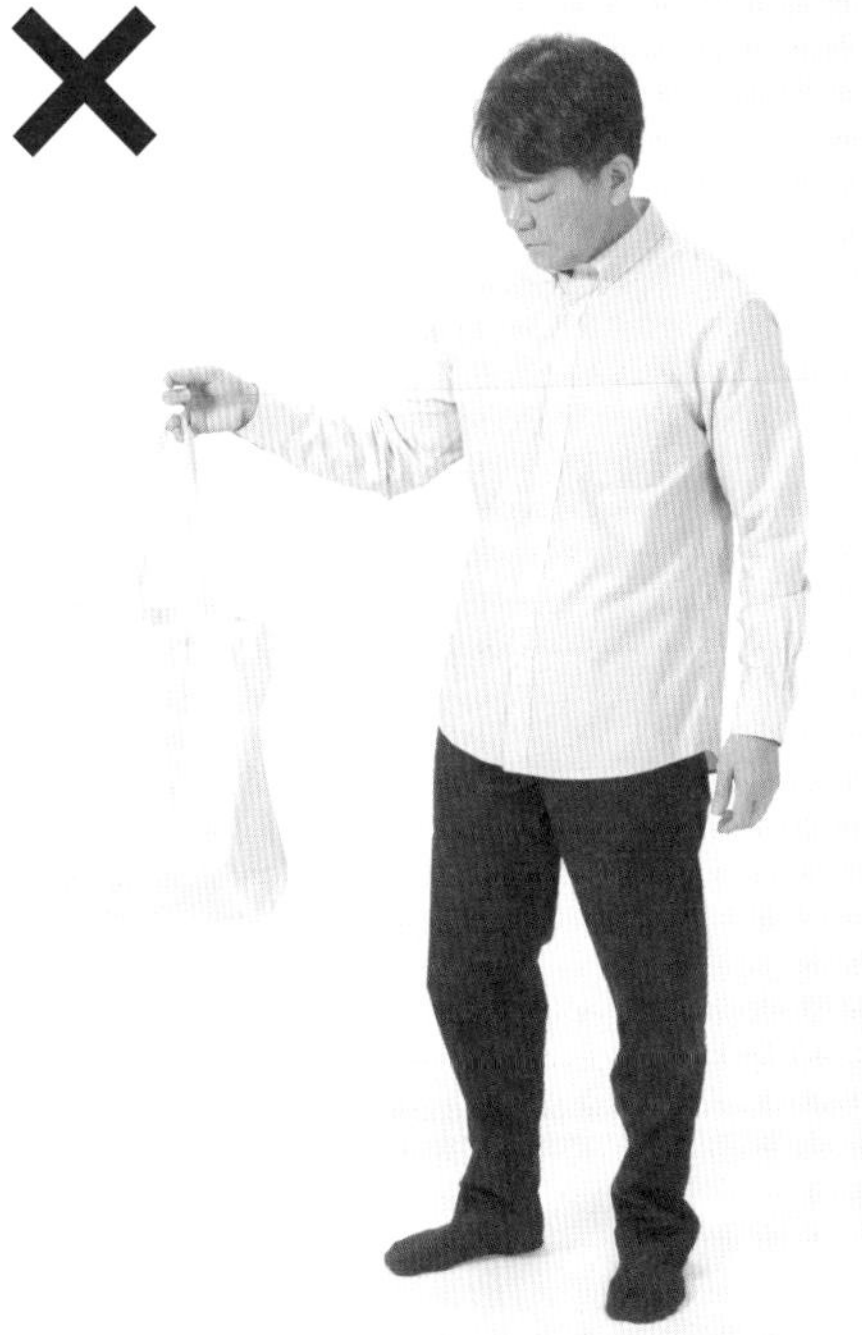

ボールペンマッサージ
7

腰だけでなく背中にも筋硬結ができている！

腰痛、ギックリ腰に効く！

背中と腰の筋肉をほぐすだけ！

広背筋　脊柱起立筋　腰方形筋　腸腰筋

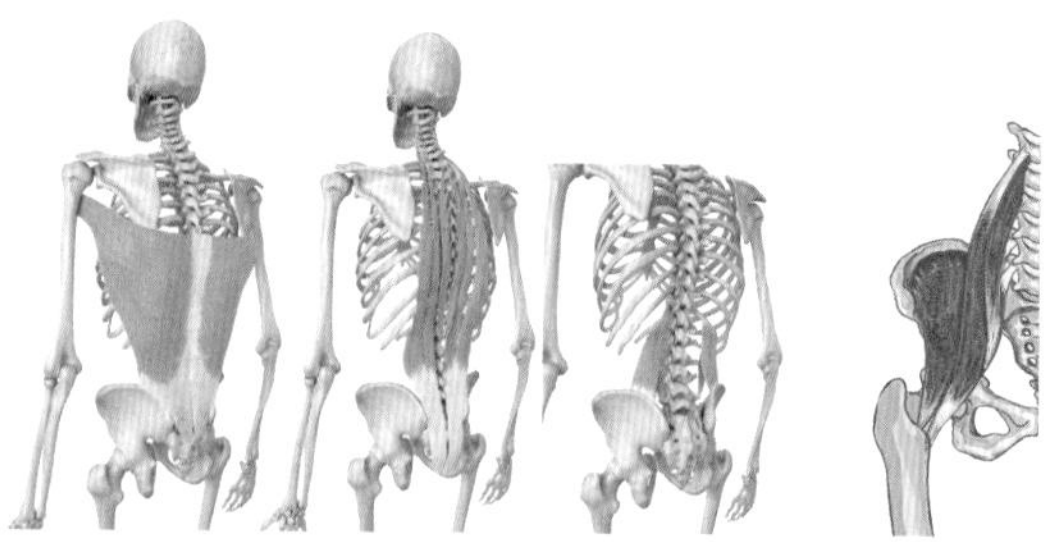

腰から背中にかけては、もっとも表面に広背《こうはい》筋《きん》、その下に脊柱《せきちゅう》起立筋群《きりつきんぐん》、腰方形筋《ようほうけいきん》といった筋肉があり、前へ倒れようとする体を重力に逆らって引き上げ、姿勢を維持しています。基本的に寝ているとき以外は、常に働いている筋肉です。

腰痛の約85%は、明確な原因を特定しづらい腰痛ですが、その多くに、これらの筋肉にできた筋硬結《きんこうけつ》が深く関係しています。

また、太ももの骨あたりに付いている腸腰筋《ちょうようきん》

動画でチェック

が固くなり、筋硬結ができてしまうと、腰椎が前方へ強くひっぱられるため、腰痛を引き起こす場合があります。

●安静第一の「ギックリ腰」

ギックリ腰は、**限界を超えた大きな負荷が、瞬間的に腰の筋肉にかかったとき**などに**発症**します。また、疲労が蓄積し筋硬結ができていたら、わずかな負荷がギックリ腰の引き金となる場合もあります。

ギックリ腰の直後は、とにかく「安静」が基本で、薬を服用して痛みを抑えるのも効果的です。コルセットや腰バンドを強く巻き、腰ができるだけ動かないようにすることも大切です。

痛みが軽減しはじめたら、軽めの腰痛ボールペンマッサージからはじめるとよいでしょう。ギックリ腰になりやすい人は、ふだんからボールペンマッサージをして、再発を予防してください。

マッサージのやり方

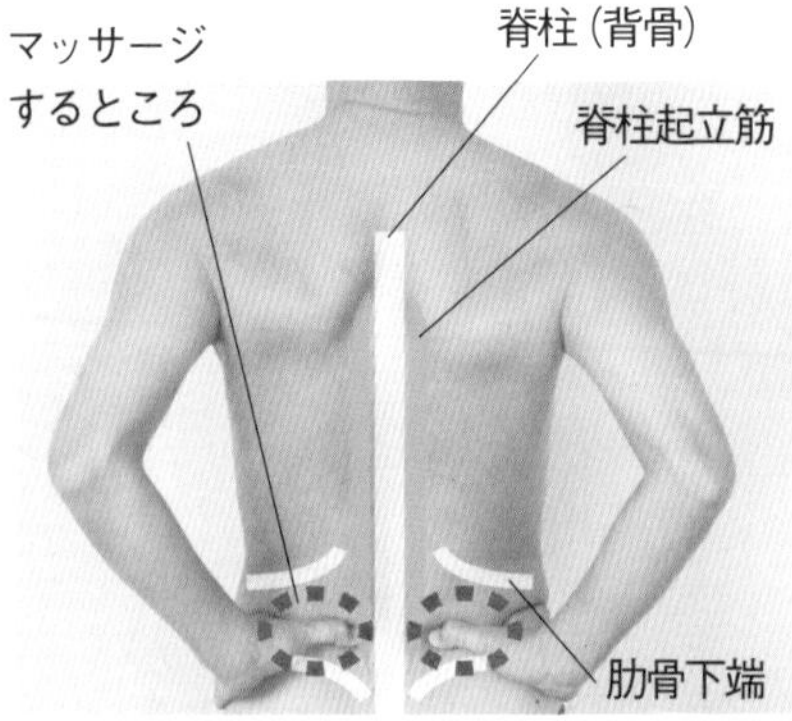

※

腰の周囲には服の上からでも、一番下の肋骨、背骨、骨盤の上側が骨としてでっぱりを確認できる。これが押す場所の目安。

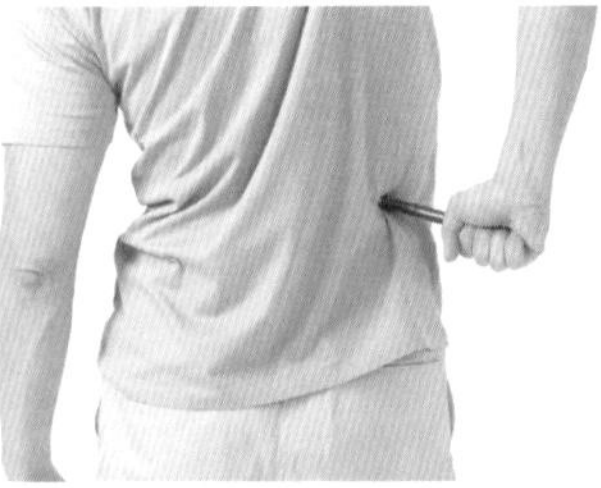

❶

※で確かめたでっぱりに囲まれた腰周り（◌で囲まれた部分）を押すとよい。

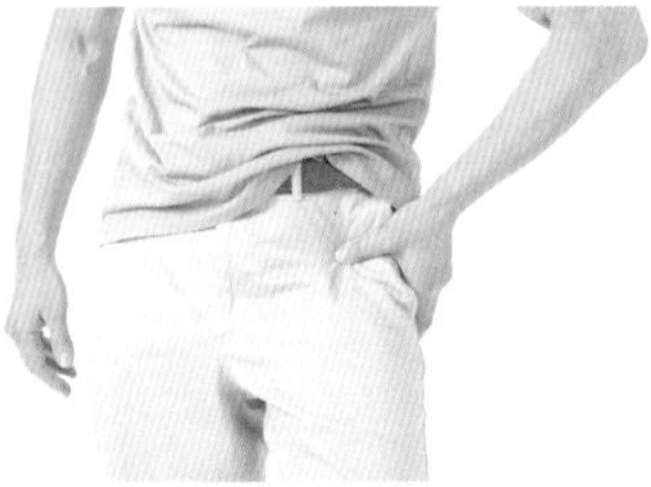

❷

太ももの付け根あたりを親指で押さえて太ももを上下させると、動く腸腰筋の腱を確認できる。

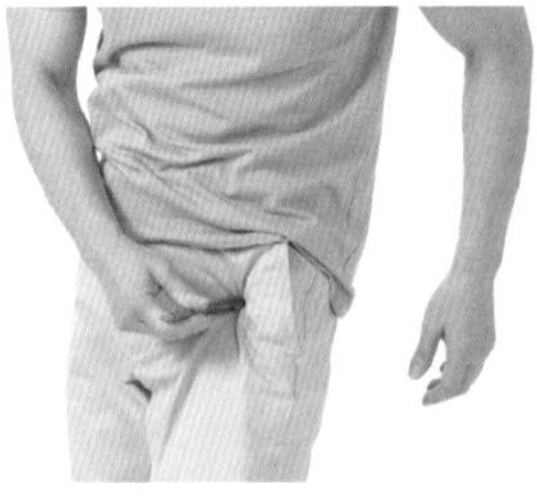

❸

❷の腱の少し上をボールペンで押していくと、鋭く痛む筋硬結を見つけられるので押す。

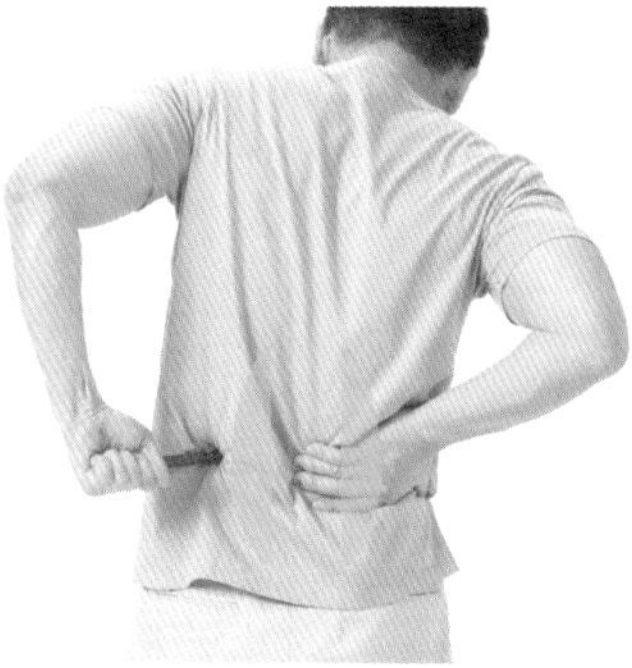

4

脊柱起立筋は、背骨の両脇を骨盤から後頭部にかけて、カマボコのような形状をした長い筋肉が付いているイメージ。半円柱型のカマボコ全体（ピンク部分）を上から横から押す感じで。

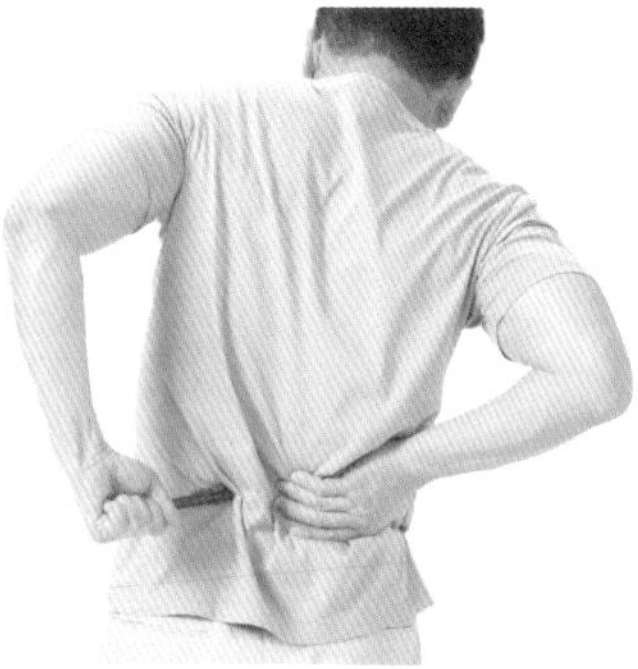

5

背骨（ゴツゴツしたところ）のすぐ両脇も脊柱起立筋で、筋硬結ができやすいので押す。

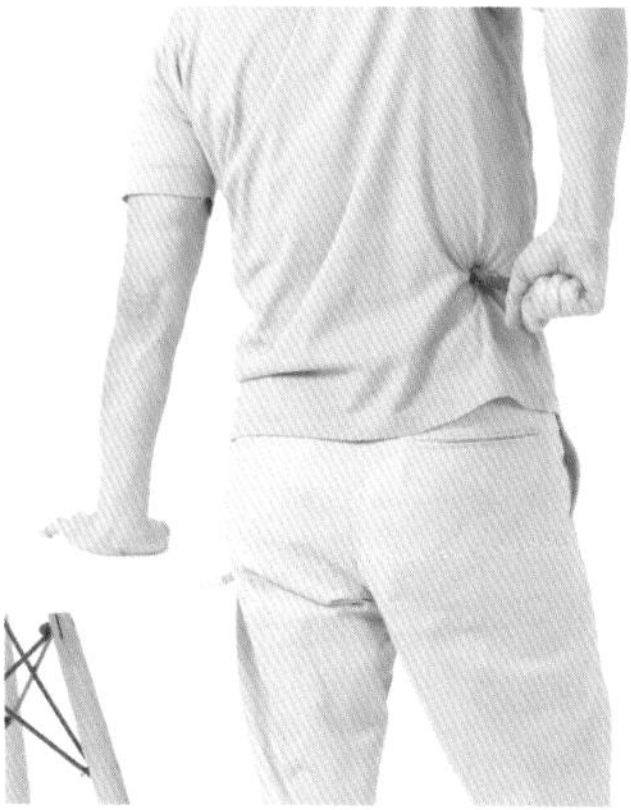

※〔うまく探すコツ〕

腰周りのボールペンマッサージでは、マッサージする側とは反対側の脚に体重をかけて、できるだけ押す側の筋肉をゆるめておく（力が入って緊張した筋肉では筋硬結をうまく探せない）。テーブルなどに手をつくと、うまく筋肉をゆるめられる。

●注意が必要な「腰椎椎間板ヘルニア」

「腰椎椎間板《ようついついかんばん》ヘルニア」になると、椎間板という組織がつぶれて後ろへ飛び出し、背骨内部の神経が圧迫されてしまいます。

ひどくなると、「足首や足の指を反らせない」「脚に力が入らない」「尿漏れする」といった神経麻痺《しんけいまひ》症状が現れます。

このような症状がある場合は、すみやかに病院を受診しましょう。

ただし、痛みは必ず筋肉を緊張させて固くし、筋硬結をつくってしまうので、痛みがある場合は、その治療と並行して、ボールペンマッサージするのが有効です。

●腰痛が出る「分離症」「すべり症」

「分離症《ぶんりしょう》」「すべり症」が悪化した場合は、基本的には痛みではなく、運動麻痺などの神経障害が主症状なので必ず病院へ。分離症、すべり症で腰痛がある場合は、その痛み自体はこのボールペンマッサージで軽減できます。

◎前かがみや座りっぱなし、立ちっぱなし ——こんな動作で「腰痛、ギックリ腰」の筋硬結ができる！

掃除機をかけたり、荷物を持ち上げるときなどの中腰（前かがみ）、子どもを抱き上げるとき、長時間しゃがみ込んでの草抜き、腰を頻繁にひねる運動（ゴルフなど）は腰に負担がかかります。

長時間立ちっぱなし、座りっぱなしなども腰痛になるので、**30分ごとくらいに姿勢を変えるのをおすすめします。**

なお、「腹筋の逆ストレッチ」（156ページ）、「足指体操」（143ページ）でも腰痛を改善・予防できます。

ボールペンマッサージ 8

お尻の筋肉がカギ！ 股関節の痛み、変形性股関節症に効く！

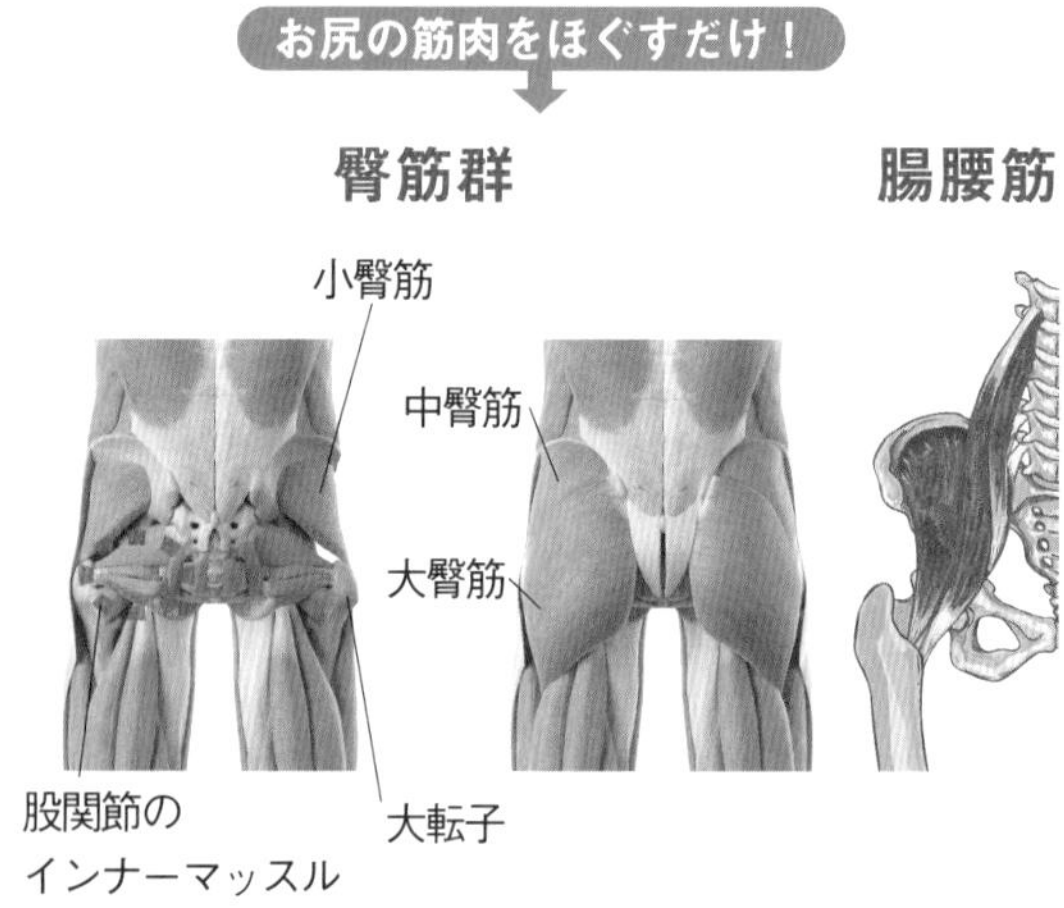

お尻は大殿筋《だいでんきん》という非常に大きく強力な筋肉に覆われていて、その下に中殿筋《ちゅうでんきん》や小殿筋《しょうでんきん》、インナーマッスルなどの筋肉（まとめて臀筋群《でんきんぐん》＝お尻の筋肉）があり、太もも外側にある骨のでっぱりである、大転子《だいてんし》の周囲に付いています。股関節の前面には、腸腰筋《ちょうようきん》という非常に強力な筋肉が付いていて、この筋肉が太ももを前に持ち上げます。

お尻の筋肉や腸腰筋に筋硬結《きんこうけつ》ができると、股関節周囲の深部に痛みが生じます。

動画でチェック

その代表的なものが、**「変形性《へんけいせい》股《こ》関節症《かんせつしょう》」**です。

これは、股関節がすり減って変形することで痛みが生じる病気ですが、その痛みには多かれ少なかれ筋硬結も関係しています。

ただし、変形してしまった股関節は元通りには治らないため、歩けないほどの痛みがある場合は、人工股関節の手術を受けるケースもあります。

また、股関節を構成する大腿骨が腐る**「大腿骨《だいたいこつ》骨頭《こっとう》壊死《えし》」**にも注意が必要です。

ボールペンマッサージで筋硬結をほぐしても、股関節深部の痛みが改善しない場合は、病院にかかりましょう。

◎ランニングやウォーキング——こんな動作で「股関節の痛み」の筋硬結ができる！

長時間のランニングやウォーキング、階段上りや登山は、股関節周囲の筋肉を激しく疲労させるので注意が必要です。ランニング、ウォーキング、登山をした後に、このボールペンマッサージで、筋硬結の形成や悪化を予防しましょう。

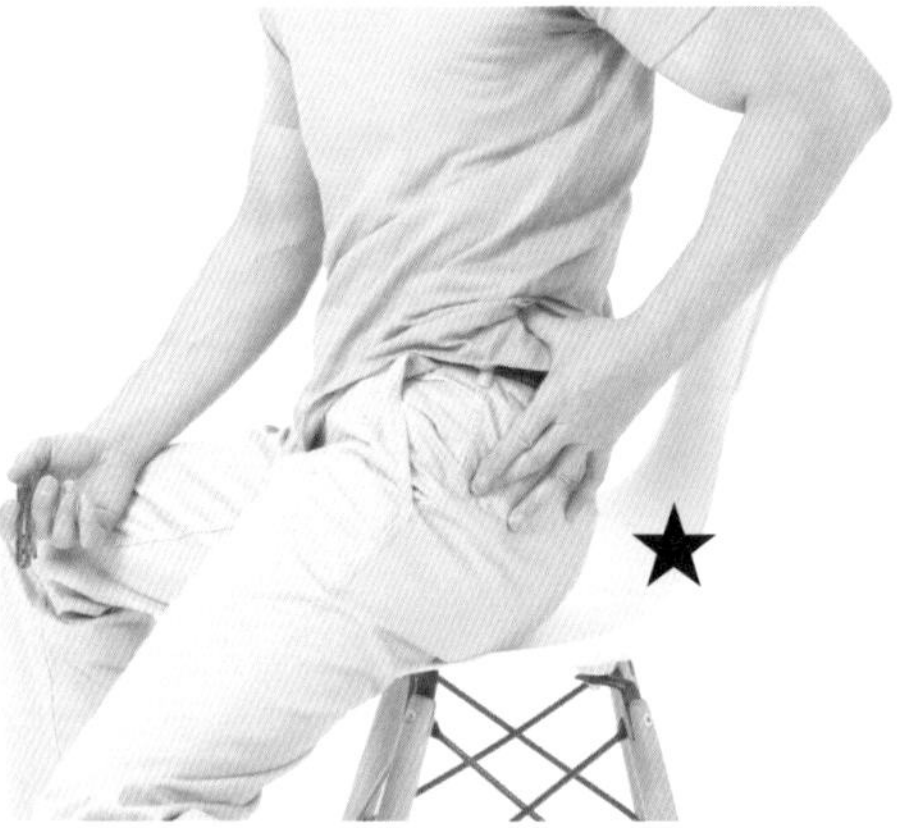

★ 太もも外側の上のほうを指で押していくと、骨のでっぱり「大転子(だいてんし)」を見つけられるので、位置をしっかりと確認して目印にする。

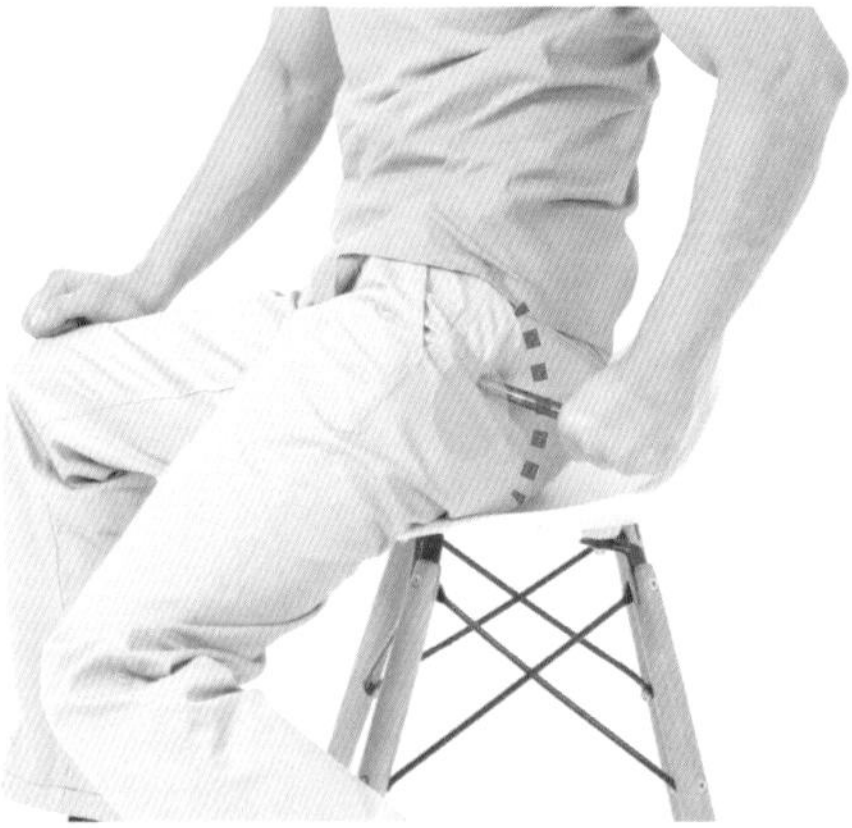

1 大転子後ろの周りのお尻の筋肉は、筋硬結がよくできる部分なので、痛いところを探してボールペンマッサージをしていく。立って行っても、座って行っても可。

2 太もも前面、付け根あたりを親指で押さえ太ももを上下させると、親指で押さえたあたりで、太ももの動きに合わせて動く「腸腰筋（ちょうようきん）の腱」が確認できる。

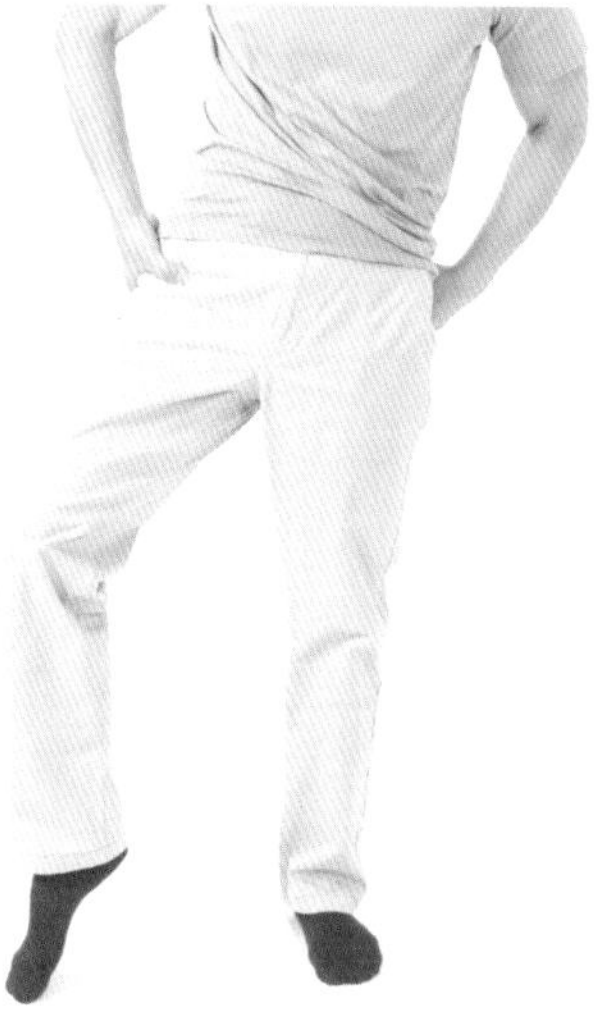

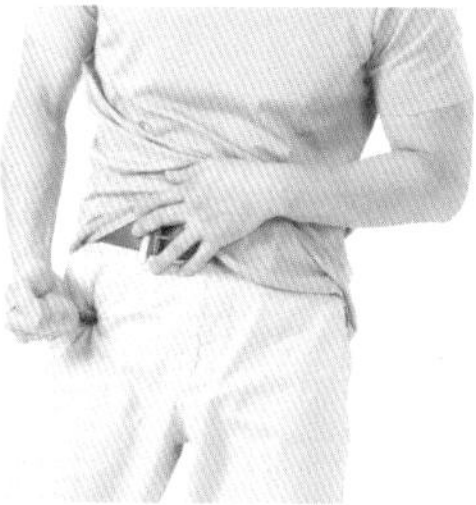

3 ❷の腱の少し上をボールペンで押していくと、鋭く痛む腸腰筋内の筋硬結を見つけられるので押す。

×

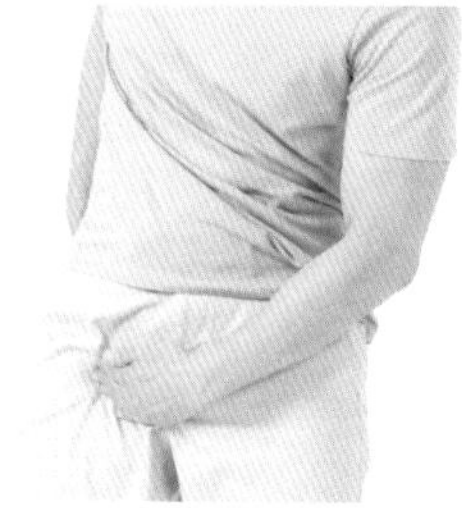

腱の内側にある鼠径部には筋肉のすきまがあり、鼠径ヘルニアが出やすいのでマッサージしないように注意する。

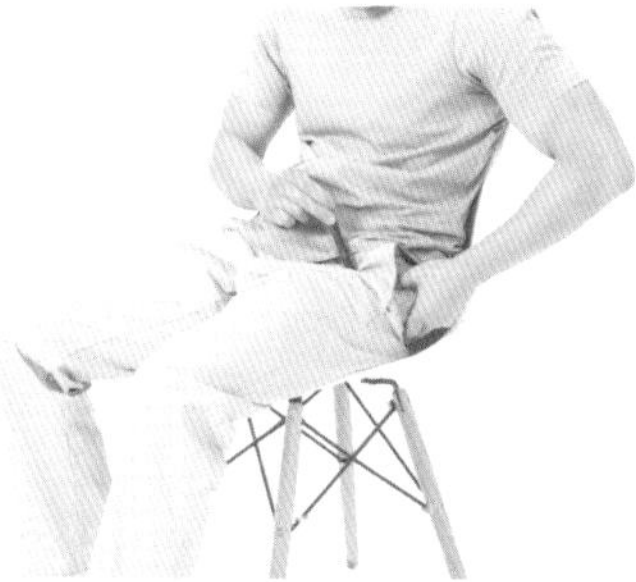

※ 腸腰筋の筋硬結のマッサージもイスに座って行ってもOK。

ボールペン
マッサージ
9

お尻や太ももをほぐして痛みを軽減！

お尻～脚の裏側の痛み&シビレ、坐骨神経痛、脊柱管狭窄症に効く！

動画でチェック

お尻と太ももの筋肉をほぐすだけ！

梨状筋

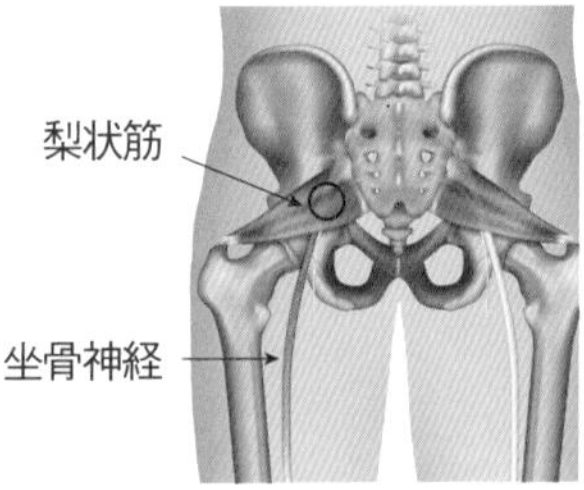

お尻の筋肉
ハムストリング

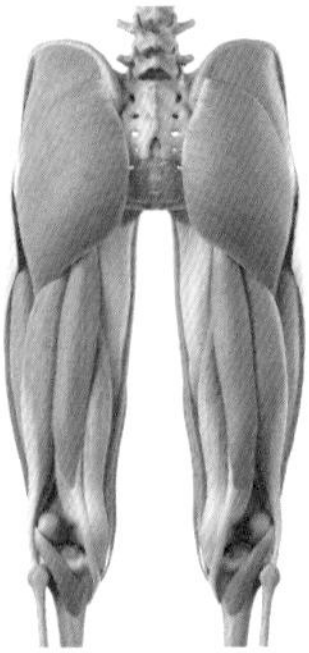

お尻から脚の裏側にかけて生じる痛みやシビレの多くは**「坐《ざ》骨《こつ》神《しん》経《けい》痛《つう》」**と呼ばれています。

坐骨神経痛は、病名ではなく、頭痛や腹痛と同じく、症状を表す言葉であり、**「腰《よう》椎《つい》椎《つい》間《かん》板《ばん》ヘルニア」「腰《よう》部《ぶ》脊《せき》柱《ちゅう》管《かん》狭《きょう》窄《さく》症《しょう》」**といった病気によって引き起こされます。

しかしながら、坐骨神経は、お尻の深部にある筋肉内を通って、太もも裏から脚先へと伸びています。

そのため、**お尻や太もも裏の筋肉（梨状筋《りじょうきん》、ハムストリング）にできた筋硬結によって、坐骨神経が刺激されると、神経の通り道にそって坐骨神経痛が生じる**場合があります。

ですから、それらの筋肉をボールペンでマッサージすると、筋硬結をほぐして痛みを軽減できます。

ただし、痛みだけでなく、足首、足の指を動かす筋肉が動かないなどの麻痺症状がある場合は、病院へ。

●テニスボールよりボールペンが効く「腰部脊柱管狭窄症」

「腰部脊柱管狭窄症」とは、脊髄《せきずい》の通り道である脊柱管の腰の部分が変形して狭くなり、脊髄を圧迫して神経への栄養や血行が悪化し、神経の伸びているお尻や脚に痛みやシビレが出る病気です。

歩き続けると脚に痛みやシビレが出て、かがんで休むと楽になり、また歩くと痛みやシビレが出ます。

※122ページへ続く。

マッサージのやり方

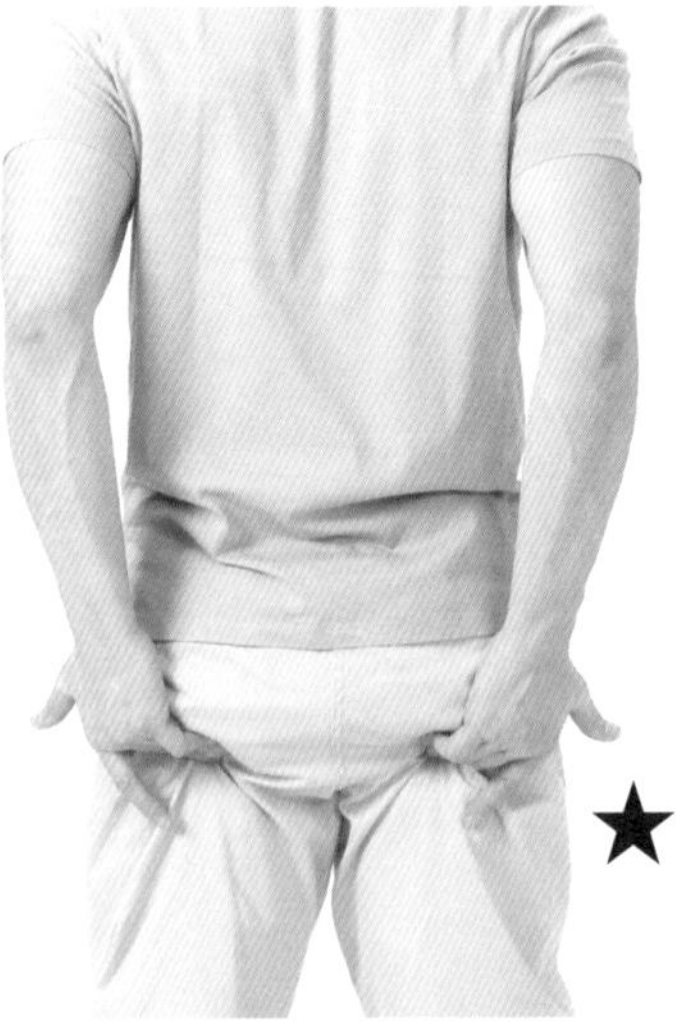

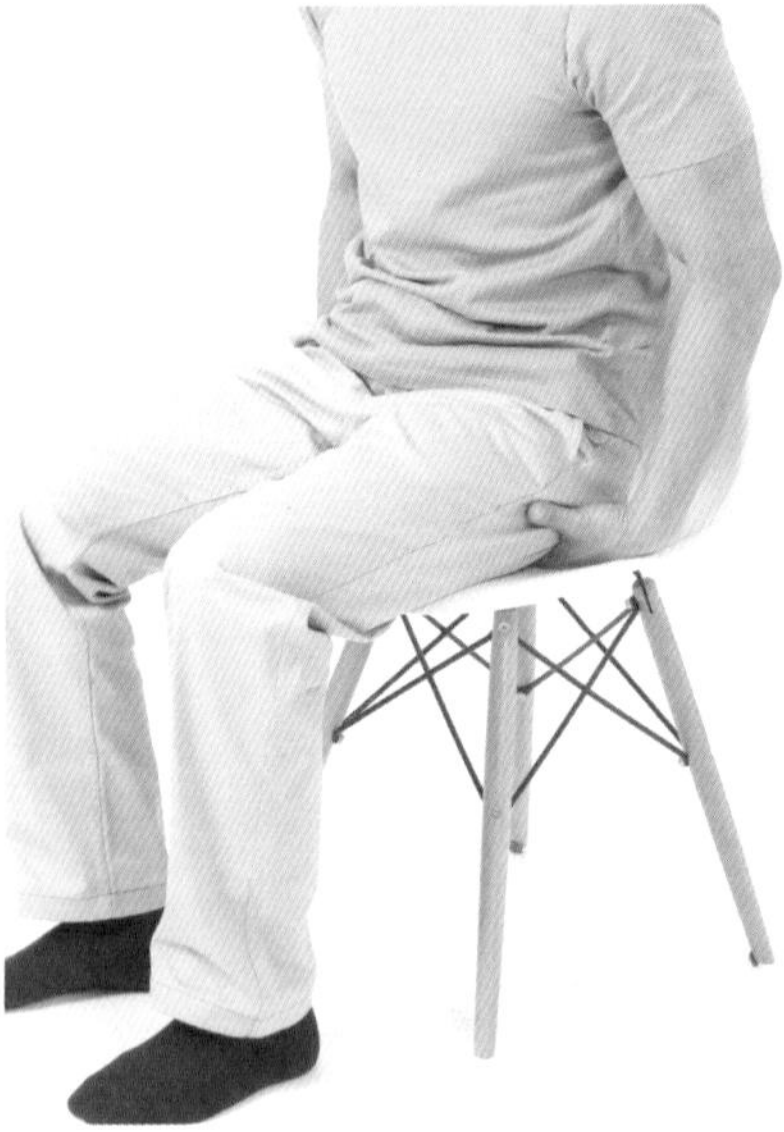

1

お尻の下に手のひらを敷いて座ると、手のひらに骨のとがりが触れる。これが坐骨結節（ざこつけっせつ）で、この周囲に梨状筋や太もも裏側の筋肉のほとんどが付いている。★のように立って確認も可。

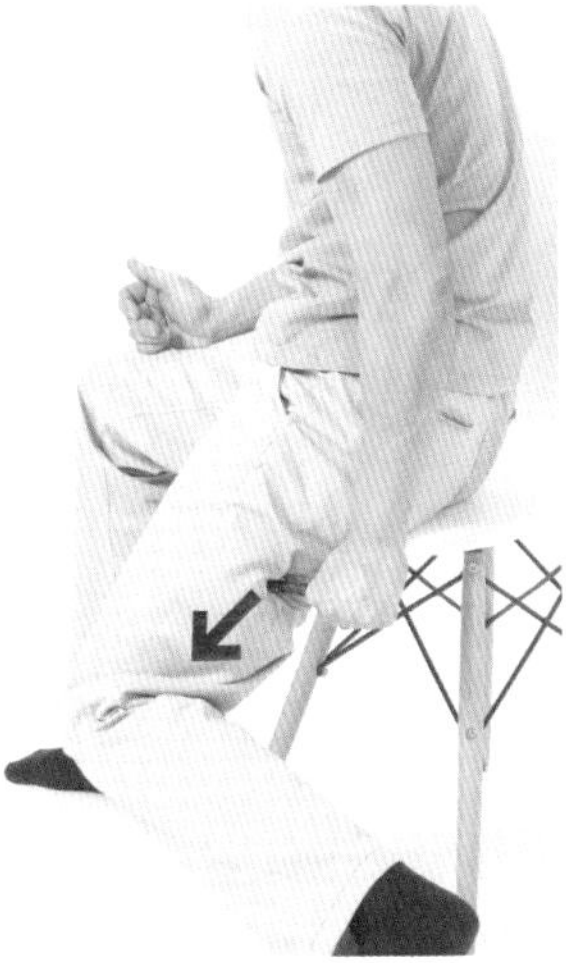

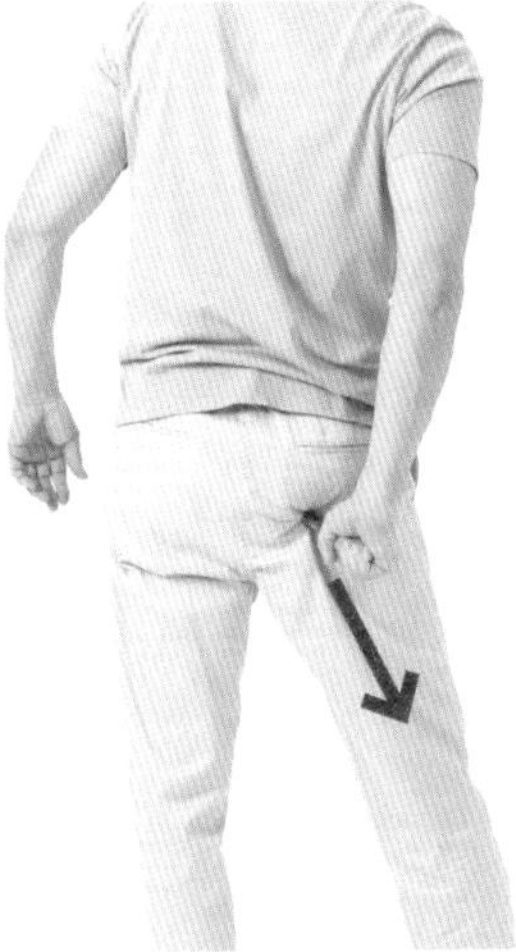

2

❶の坐骨結節とその周辺から太ももの裏側にかけて、痛む筋硬結をボールペンで押していく。

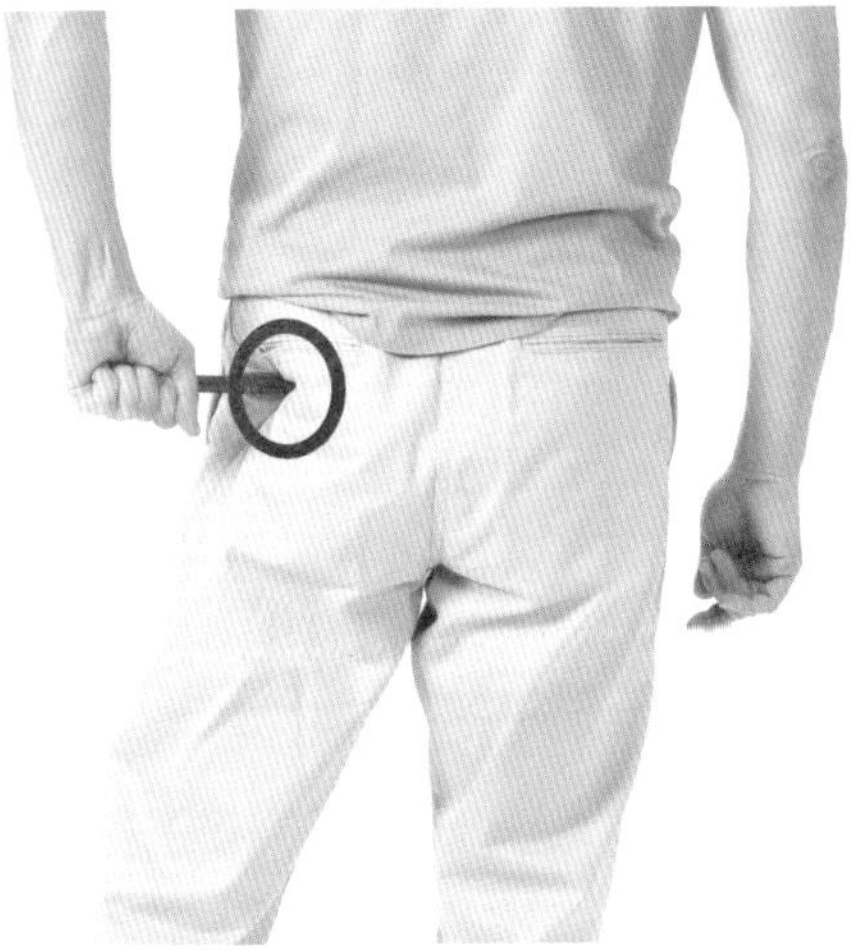

3

お尻の筋肉にできた筋硬結は、太ももの外側からふくらはぎの外側にかけての痛みやシビレを引き起こすトリガーポイント。この赤丸部分をボールペンで「イタ気持ちいい」程度に、優しく押していく。

これが「神経因性《しんけいいんせい》跛行《はこう》」と呼ばれるもので、この症状がひどい場合は、狭くなった脊柱管を広げる手術が必要な場合があります。

この症状がなくて、ただ下半身がシビレている、痛いだけなら、単なるお尻と太ももの筋硬結の痛みである場合がほとんどです。ですから、テニスボールやゴルフボールでお尻をマッサージするのが流行っています。

しかし、すでに説明しているように、筋硬結は「面ではなく点で押す」のが効果的ですから、腰部脊柱管狭窄症の痛みにはこの梨状筋とハムストリングのボールペンマッサージが最適です。

◎デスクワーク、階段の上り下り
——こんな動作で「お尻～脚の裏の痛み」の筋硬結ができる！

長時間椅子に座り続けると、坐骨神経が圧迫され続けるため負担がかかります。

また、長い階段や坂道の上り下りも筋硬結ができやすくなります。

ボールペンマッサージ
10

太ももの筋肉の筋硬結が悪さをしている！

ひざの痛み、変形性膝関節症、鵞足炎、ジャンパーひざ、ランナーひざに効く！

動画でチェック

ひざを曲げ伸ばしする筋肉は、太ももにあり、それらの筋肉の腱は、ひざの関節周りに付いています。

そのため、太ももの筋肉に筋《きん》硬《こう》結《けつ》ができると、腱が慢性的にひっぱられるため、ひざの関節周囲に痛みが生じます。

しかし、ひざが痛いからといって、ひざをマッサージしてもほとんど効果がありません。

太ももの筋肉をほぐすだけ！

太ももの筋肉

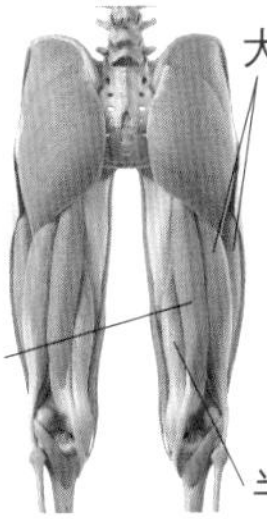

太ももの内側から裏側にかけて
…半腱様筋・半膜様筋、内転筋群

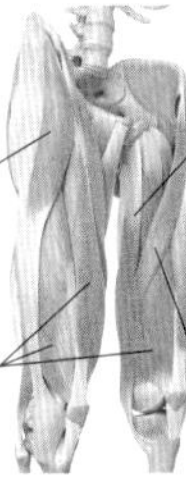

太ももの前面
…大腿四頭筋

ひざの外側に痛みがある場合は、「太ももの外側から裏側にかけて」を、**ひざの内側に痛みがある場合**は、「太ももの内側から裏側にかけて」を、**ひざのお皿の下あたりに痛みがある場合**は、「太ももの前面にある筋肉」をボールペンでマッサージしてください。

ひざをしっかり伸ばして太ももに力を込めると、筋肉が盛り上がるのを確認できます。

その太ももの筋肉の筋硬結を、まんべんなくマッサージするのがよいでしょう。

ひざ外側の痛み マッサージのやり方

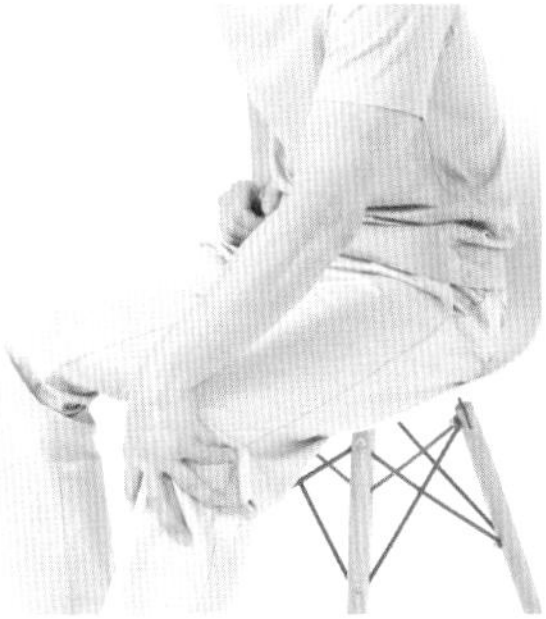

★

手のひらでひざ頭を包み込むようにしたときの小指の先辺りには、お尻の外側から伸びる大腿筋膜張筋、太もも裏側にある大腿二頭筋の腱がついている。

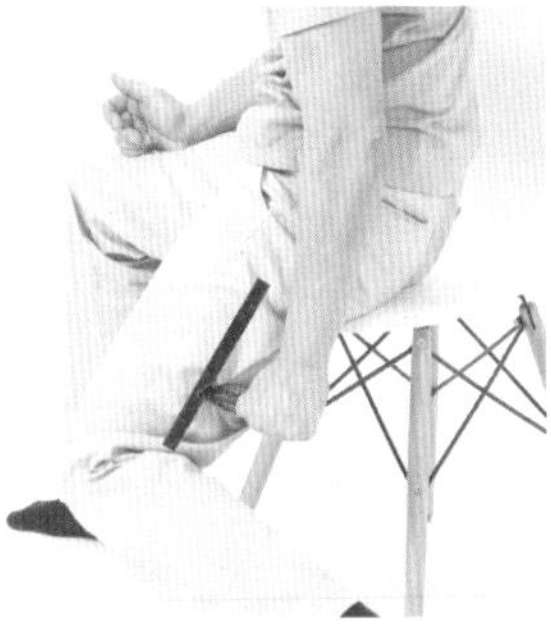

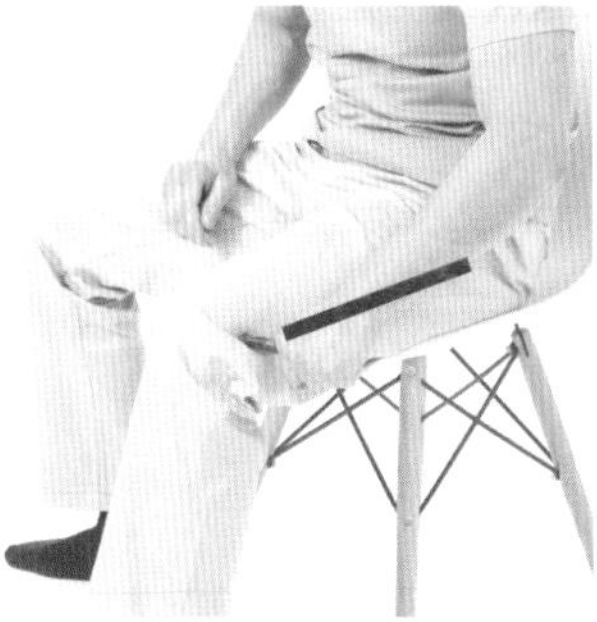

1

★の手の小指あたりを始点にして、太ももの外側から裏側にかけてボールペンでマッサージしていく。ひざ外側の痛みはランナーに多いので「ランナーひざ」と呼ばれる。

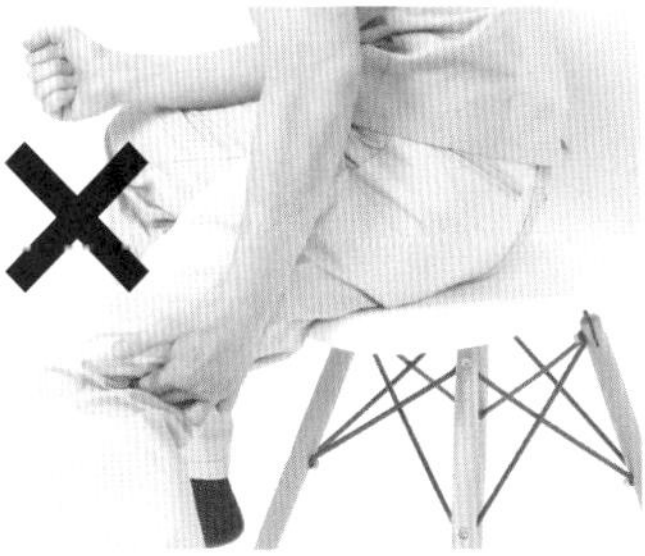

※

膝窩（しっか）と呼ばれるひざの裏側は、神経や血管があるので押さないように注意。

ひざ前の痛み マッサージのやり方

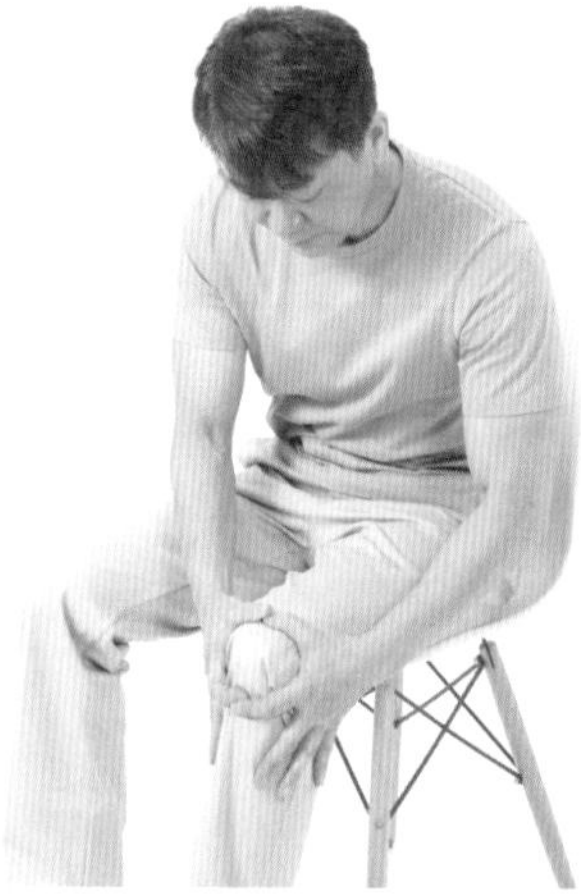

★
ひざのお皿を指で囲むようにして確認してみる。太もも前面にある強力な大腿四頭筋の腱（けん）は、このひざのお皿の上フチを通って弁慶の泣き所の少し上に付いているが、マッサージはNG。

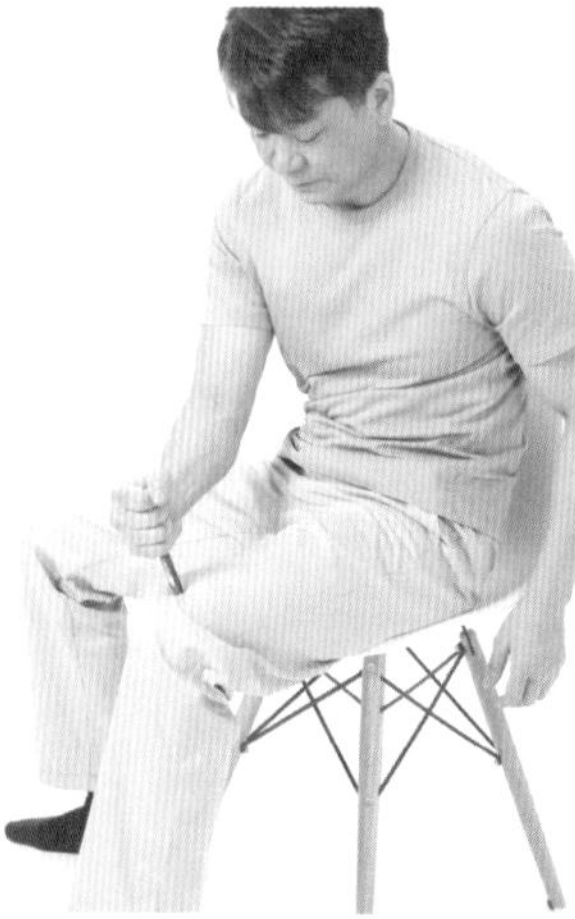

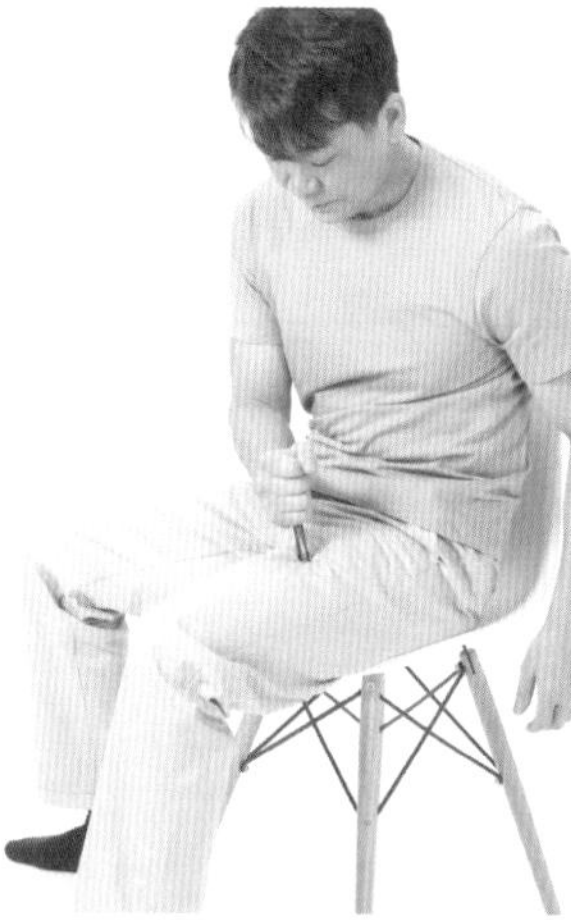

❶
★で位置を確認したお皿の上フチ周囲から太もも前面を、ボールペンでマッサージしていく。この部分の痛みは、ジャンプを繰り返すようなスポーツ競技で頻発するため、ジャンパーひざ（膝蓋靭帯炎）とも呼ばれる。

ひざ内側の痛み マッサージのやり方

ひざの内側には4つの筋肉（123ページ参照）の腱が扇状に重なるように付いていて、その形状が鵞鳥（ガチョウ）の足のように見えるため、鵞足（がそく）と呼ばれる。腱はマッサージNG。ひざ内側の痛みは、鵞足炎と呼ばれ、鵞足にある腱の炎症により痛みが生じるもの。ボールペンマッサージで痛みを軽減できる。

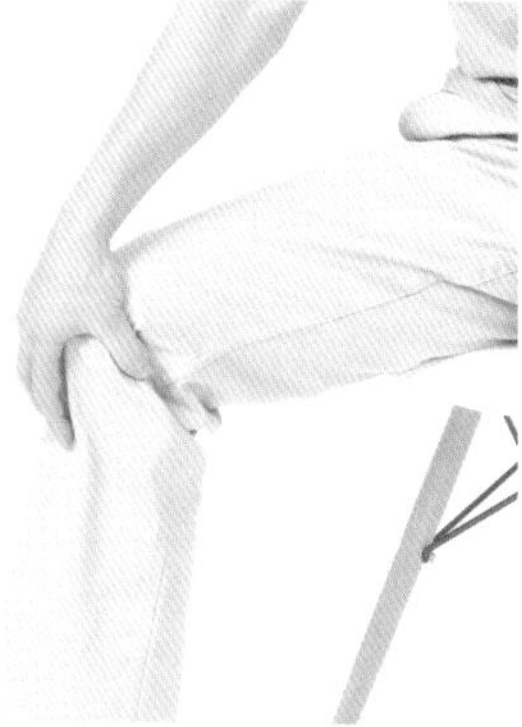

★
鵞足は手のひらでひざ頭を包み込むようにしたときの親指の先あたりに付いている。

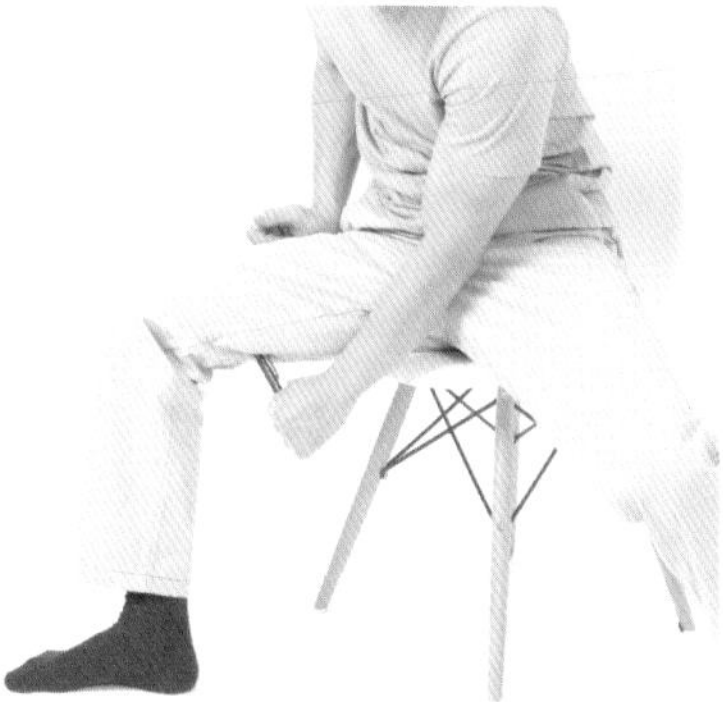

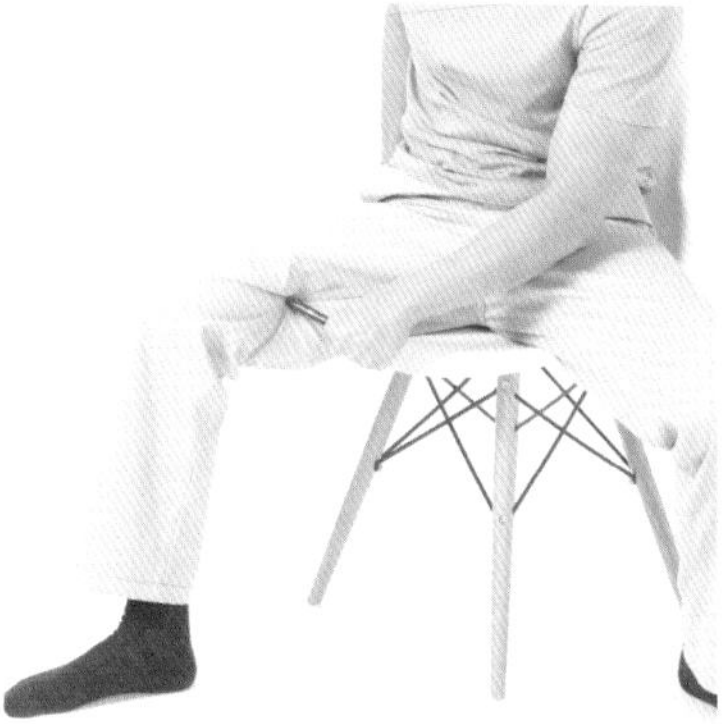

1

★の親指あたりを始点として、太ももの内側から裏側にかけてボールペンでマッサージしていく。

O脚、X脚予防マッサージのやり方

太ももの内側の筋肉に筋硬結があると、ひざから下が内側へひっぱられるので、結果的にO脚が進行します。太ももの外側の筋肉に筋硬結があると、ひざから下が外側にひっぱられるのでX脚に影響します。そのため、筋硬結がゆるむと、O脚、X脚はマシになり、ひざの動きもよくなります。

O脚の場合は「太ももの内側」（127ページ）をマッサージしてください。

X脚の場合は「太ももの外側」（125ページ）をマッサージしましょう。

●ひざが痛くなる「変形性膝関節症」

ひざに痛みが出る病気が**「変形性膝関節症《へんけいせいしつかんせつしょう》」**で、文字通りひざの関節が変形することによります。**この痛みには筋硬結が深く関係しているため、**ボールペンで筋硬結をほぐすと痛みを改善できます。特に太もも前面の大腿四頭筋《だいたいしとうきん》（126ページ）、太もも内側の内転筋群《ないてんきんぐん》（127ページ）をマッサージすると、変形性膝関節症による疼痛《とうつう》をかなり軽減できます。

ただし、変形してしまったひざの関節は元通りになりませんから、歩けないほどの痛みがある場合、激しいO脚やX脚などは、人工膝関節の手術を受けなければならないケースもあります。

●O脚、X脚の予防法

「O脚」「X脚」は、変形性膝関節症の一種で、ひざ痛の原因になります。変形を助長するような姿勢や動作を改善しないと必ず進行します。

ただ、「コレ!」という原因はなく、「長年にわたってかかり続けた負担が原因であろう」といわれていて、遺伝、栄養なども関係してきます。

歩き方のクセ、悪い姿勢、加齢に伴う筋力低下、窮屈な靴を履き続けるなど長年にわたるひざへの負担も、大きく影響していると考えられます。

ですから、進行を食い止めるために、適切な対処を怠らないようにしましょう。

ボールペンマッサージ以外の基本的な対処法は次の3つです。

①姿勢や歩行の改善

O脚の人は立ったときや歩くときなどに、体の重心が足の親指側にかかるようにしましょう。

X脚の人は体の重心が足の小指側にかかるようにしましょう。

②インソールの使用

O脚の場合は足の小指側を高くするインソールを、X脚の場合は親指側を高くするインソールを靴に入れて、脚を矯正するのも効果的です。

変形したままの状態で、ウォーキングやスクワット、体操などを続けると、変形がどんどん進行してしまうため、注意が必要です。

③筋力強化

①と②を実践したうえで、適切な筋力トレーニングを継続する必要があります。
「太ももの裏&内側の逆ストレッチ」でも筋力を強くして、ひざ痛、O脚、X脚を予防できます（158ページ）。

◎正座やスクワット、草取り
——こんな動作で「ひざ痛」の筋硬結ができる！

長い階段や坂道の上り下り、ひざの曲げ伸ばしのくり返し、立ったり座ったりをひんぱんにくり返すと、太ももの筋肉が疲労し、筋硬結ができやすくなります。

また、長時間の正座や、しゃがみ込んでの作業（草取りなど）では、重なりあった筋肉の腱が癒着して痛みが生じることがあるので、作業後のボールペンマッサージが重要になります。**作業の直後に痛みの自覚がなくても、ボールペンで太ももの筋肉を押すと、必ずといっていいほど痛いポイント、つまり筋硬結があります。**

また、最近、スクワットが健康によい運動として脚光を浴びていますが、筋肉を酷使しますから、ひざなどに痛みや違和感があるときは禁忌です。

スクワットをする前に、ボールペンマッサージで太ももの筋肉の筋硬結をほぐすのが先決です。

ひざや太ももが痛いままでのスクワットはＮＧです。

なお、「足指体操」（１４３ページ）もひざ痛の改善・予防に効果バツグンです。

ボールペン
マッサージ
11

ひざから下の筋肉がカギ！

スネとふくらはぎの痛み、こむら返りに効く！

ふくらはぎには、歩いたり走ったりするときに、体を前へ前へと推し進めてくれる非常に強力な筋肉である、ヒラメ筋と腓腹筋《ひふくきん》があります。

スネの前面には、つま先を上げる筋肉である前脛骨筋《ぜんけいこつきん》があります。

足首を動かすとふくらはぎの大きな筋肉が伸縮してポンプのように働き、下半身の血液を心臓のほうへ戻す役割をしています。これが「ふくらはぎは**第二の心臓**」と言われるゆえんです。

スネとふくらはぎの筋肉をほぐすだけ！

前脛骨筋　腓腹筋　ヒラメ筋

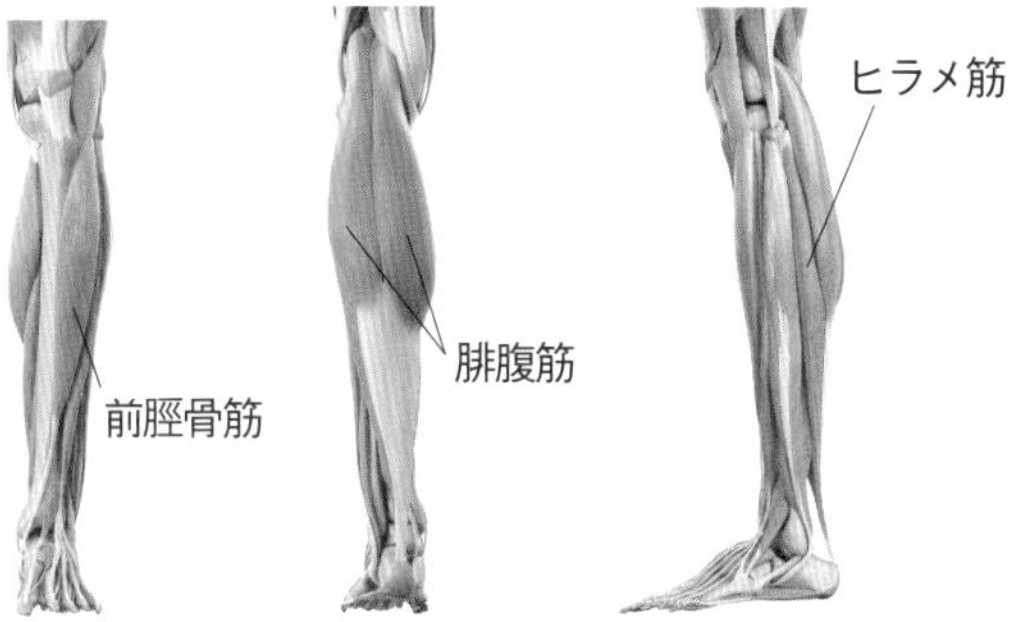

前側　後ろ側　横側

動画でチェック

ふくらはぎのマッサージのやり方

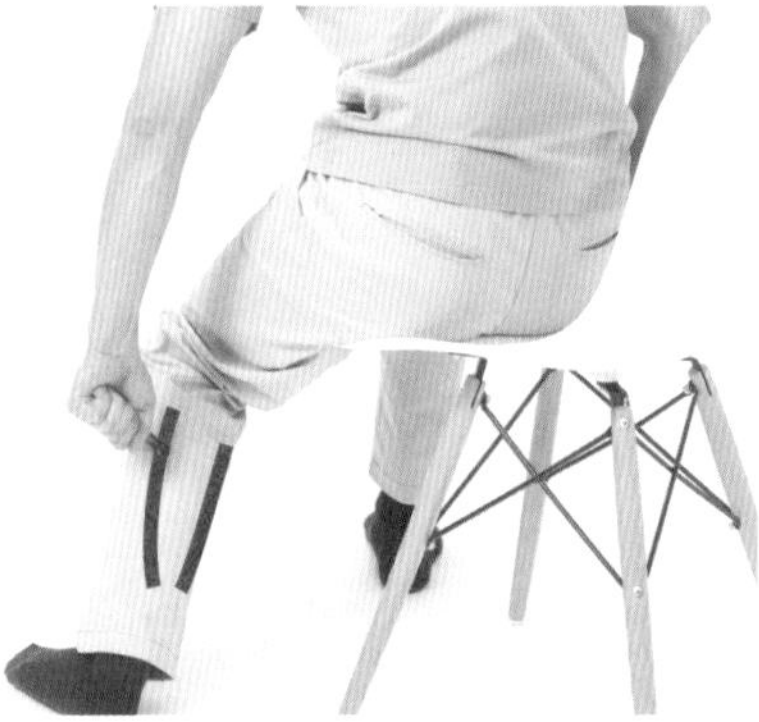

1

ふくらはぎにある腓腹筋をまんべんなくボールペンでマッサージする。

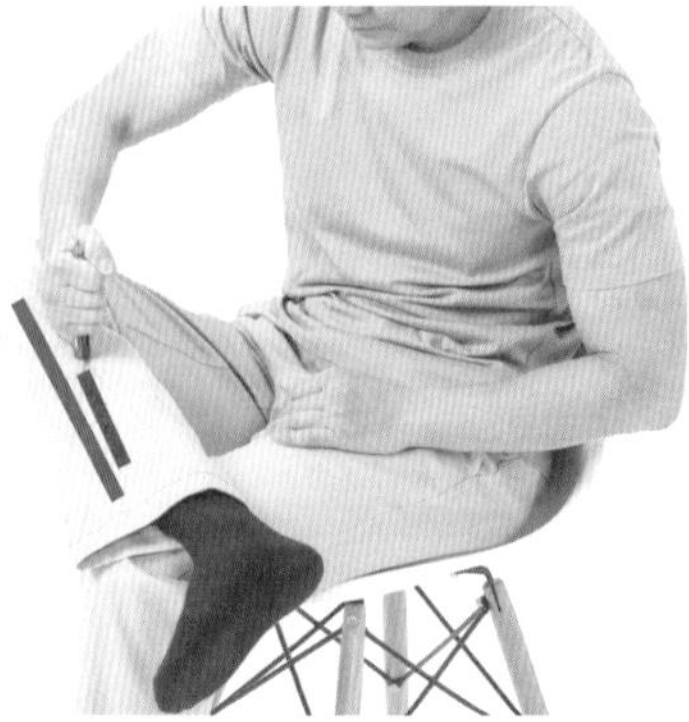

2

腓腹筋の下にあるヒラメ筋は、脚を軽く組んでスネのすぐ内側からマッサージする。
グレーの部分は骨なのですぐ横を押す。

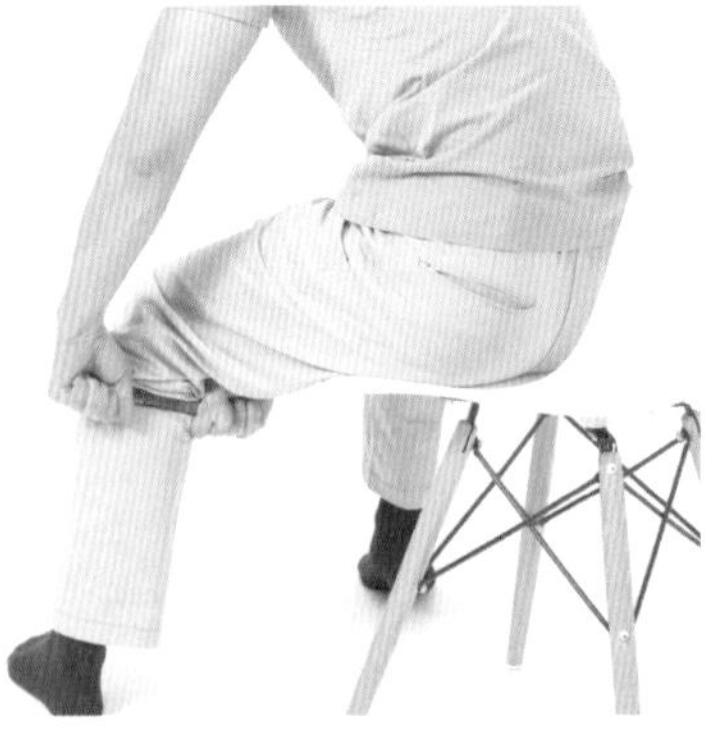

※

ふくらはぎ全体の血行を促進するためには、ボールペンの両端を持って芯の部分を使って下から上へと、ふくらはぎ全体をマッサージすると効果的。ふくらはぎの筋硬結はこむら返りを誘発する。

スネのマッサージのやり方

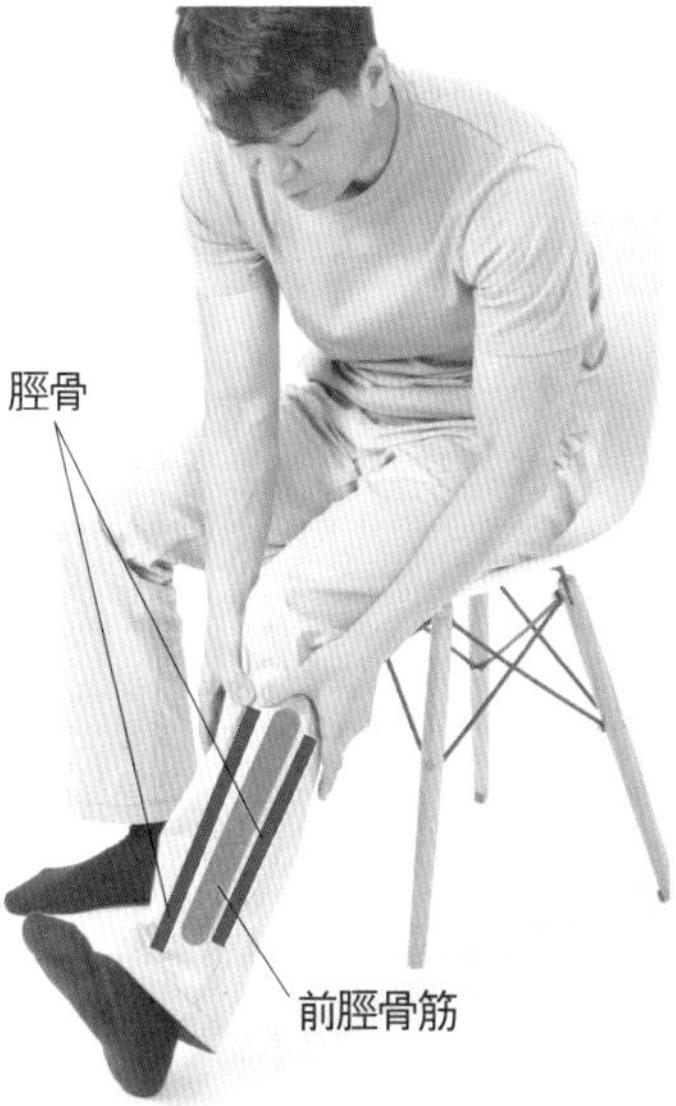

1

足首をそらして、「弁慶の泣きどころの骨」のすぐ外側にある前脛骨筋（ぜんけいこつきん）が動くのを確認する。

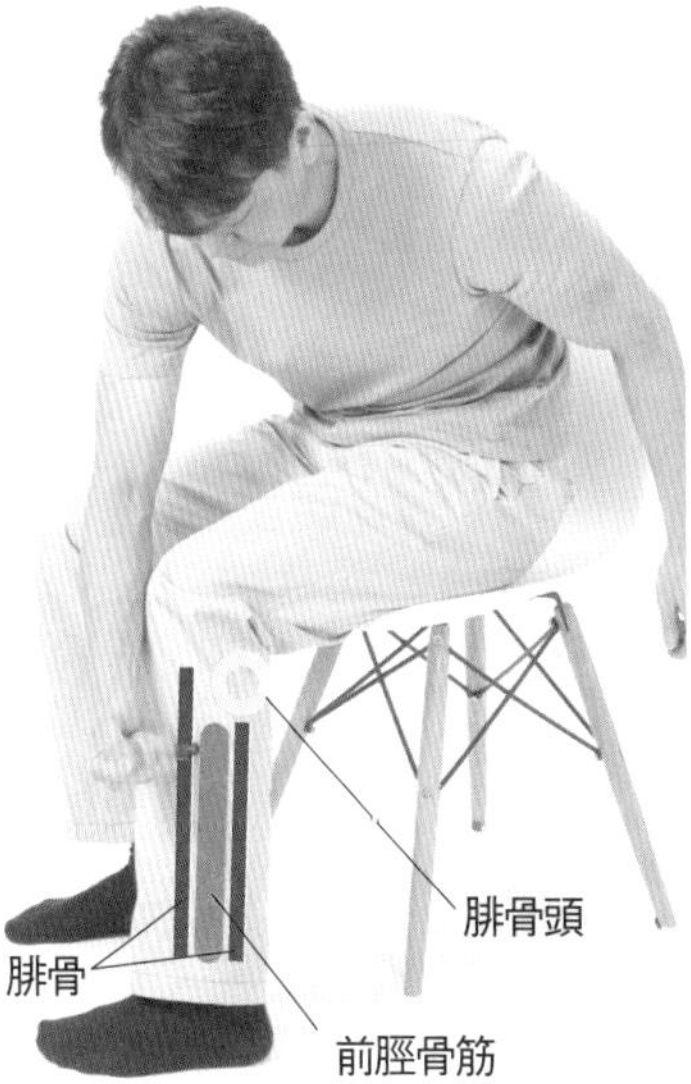

2

前脛骨筋をまんべんなく押していく。

スネの外側上端には、腓骨頭（ひこつとう）という骨のでっぱりがあるが、その周囲には腓骨神経があるため、マッサージはNG。

●マッサージしてはいけない「静脈瘤」

「静脈瘤《じょうみゃくりゅう》」とは、足の静脈がふくれてこぶのように盛り上がって見える病気です。血行が悪化し、こむら返り、むくみ、だるさといった症状が起こります。

この場合、ボールペンマッサージはせずに病院へ行きましょう。

長時間におよぶ立ちっぱなしの仕事は静脈の弁に負担をかけますから、**静脈瘤がある場合は、ときどき足を前に投げ出して座るように心がけてください。**

◎歩きすぎや坂道の登り
——こんな動作で「スネとふくらはぎの痛み」の筋硬結ができる！

坂道を登ると、つま先を反らした状態で踏ん張るため、スネとふくらはぎにかなり負担がかかります。**久々に坂道を登った後などは、ボールペンマッサージは必須です。**また、「ふくらはぎとスネの逆ストレッチ」でも痛みやこむら返りを改善・予防できます（161ページ）。

ボールペンマッサージ
12

土踏まずの筋肉がカギ！

足部の痛み、外反母趾、扁平足、足底筋膜炎に効く！

足の筋肉をほぐすだけ！

↓

足底筋群

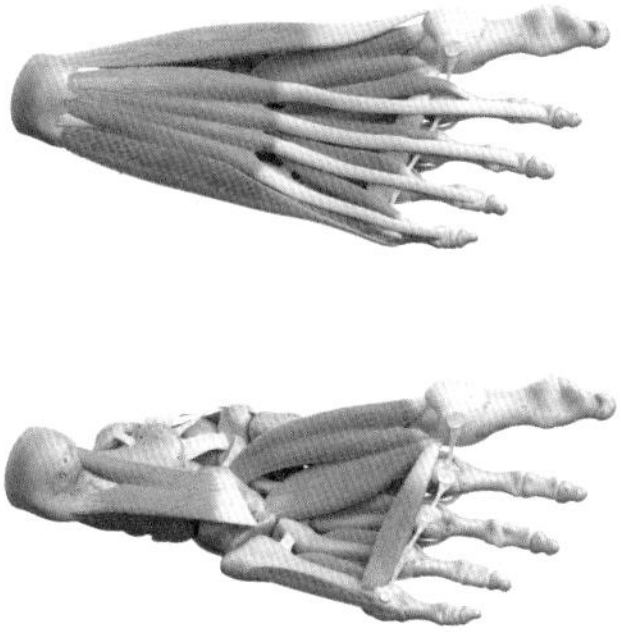

足部の筋肉（足底筋群《そくていきんぐん》）は、「足アーチ」と呼ばれる非常に重要な構造を支えています。いわゆる「土踏まず」もアーチのひとつ。

これらのアーチはクッションの役割を担い、くるぶし、ひざ、腰などへの衝撃をやわらげてくれます。

筋力が低下して土踏まずがつぶれてなくなると、扁平足《へんぺいそく》になってしまいます。

その結果、外反母趾《がいはんぼし》、足の裏にできるタコと

動画でチェック

足のアーチは3か所あって、そのうちのひとつが土踏まず。

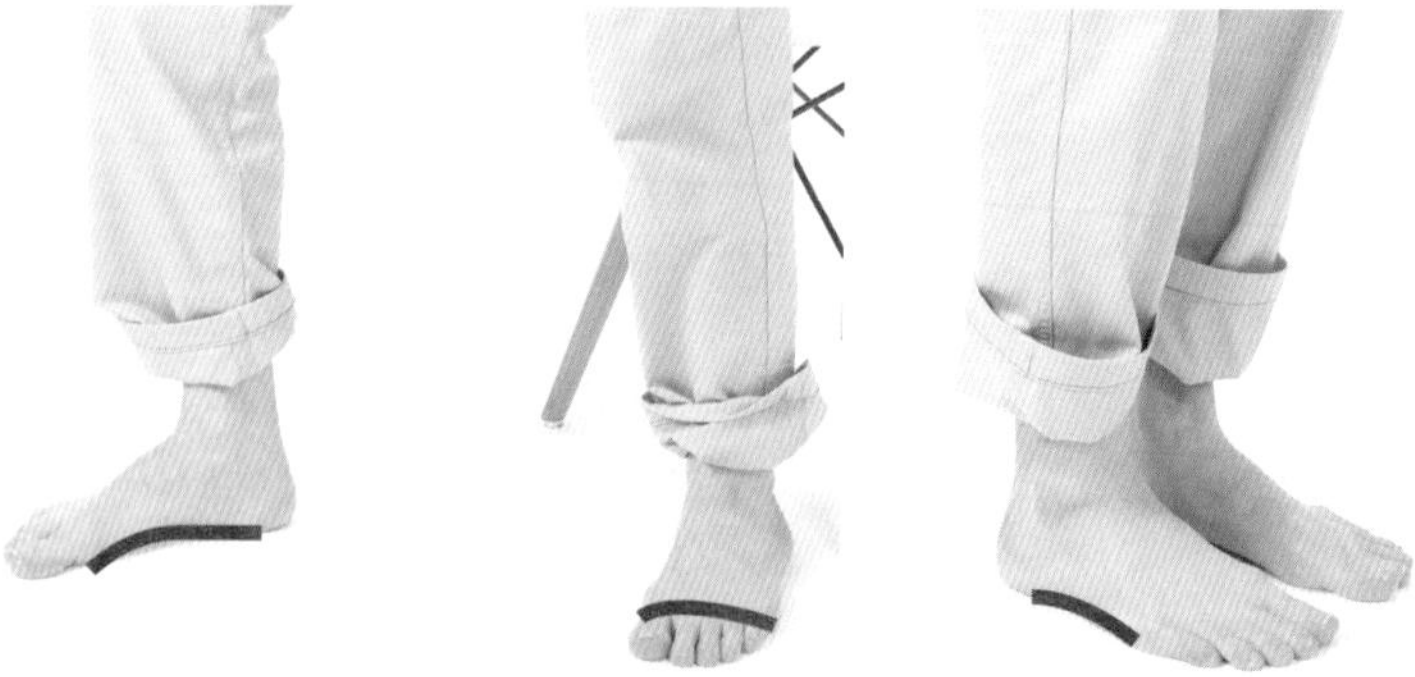

いった、さまざまな障害が生じます。

足部の疾患のほとんどすべてが、足部の筋力低下に起因していると言っても過言ではありません。

足の筋肉は非常に小さく、しかもそれらが何層にも重なっているため、その一つひとつをマッサージするのは現実的ではありません。

足の裏の「土踏まずの部分」にも筋硬結ができていることが多いので、足のボールペンマッサージは、足裏のアーチ部分（土踏まず）をマッサージするのが基本となります。

マッサージのやり方

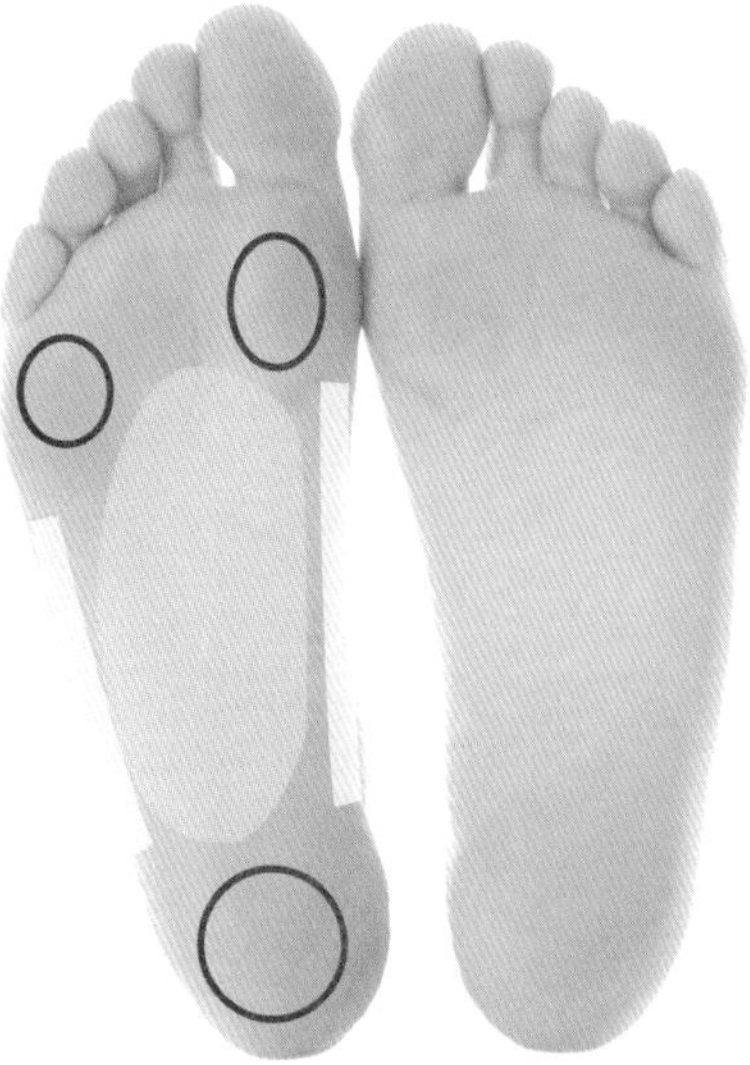

★

足の筋肉に対しては、「親指付け根のふくらみ」「小指付け根のふくらみ」「かかと」を結ぶ三角形のラインに囲まれた足裏（写真の青の部分）と黄色部分が押す場所。

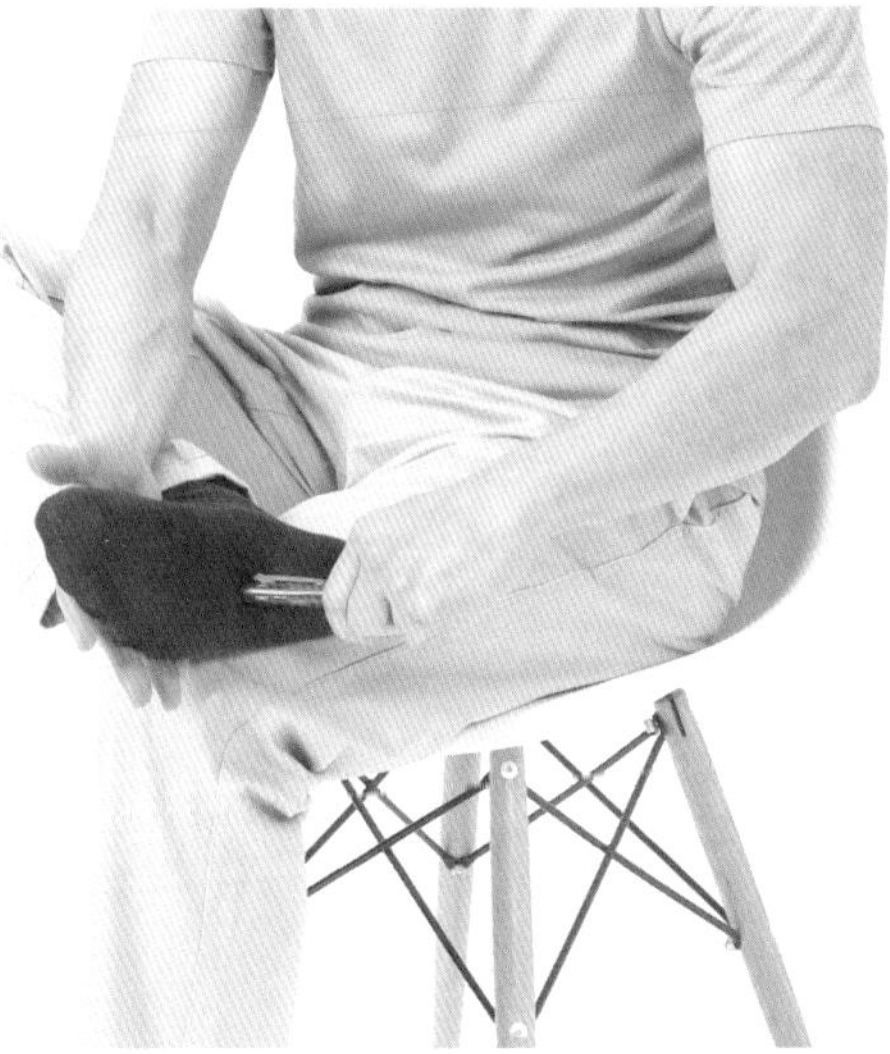

❶

青部分は垂直に、黄色部分はいろいろ変えて、側方からもマッサージする。はだしで行ってもソックスの上からでもOK。

●筋力強化をすすめたい「足底筋膜炎」

「足底筋膜炎《そくていきんまくえん》」は足の裏にある、かかとと足の指の付け根まで延びている組織（足底筋膜）が炎症を起こし、痛む病気です。これももちろん、足部の筋力低下が影響しています。**足指の筋力がしっかり発揮されて指が地面を踏みしめていると、足底の筋膜への負担が減ります。**

足底筋膜の負担を軽減するために、足底筋群＆ふくらはぎの筋肉のボールペンマッサージ（１３４ページ）は大変有効です。

足底筋膜炎はかかとが痛みますが、そこに付いている足底筋膜が剥離《はくり》しかけているので、かかとは決してマッサージしてはいけません

また、「ふくらはぎとスネの逆ストレッチ」（１６１ページ）や「足指体操」（１４３ページ）を行って、足首がよく動くようになると、足指の負担を軽減できますし、その結果、足底筋膜への負担も軽減できます。

片足をもう片方の足より下げてふくらはぎを伸ばす、いわゆる**普通の**「アキレ

ス腱《けん》伸ばし」も効果的です。

●改善・予防できる「外反母趾」

足部の筋力が低下すると足アーチがなくなり、扁平足になります。

その結果、親指が外側へ向き、「外反母趾」になります。

外《がい》反《はん》母《ぼ》趾《し》は足アーチを鍛えることで、改善・予防が可能です。

足部、ひざや腰の痛み、足のむくみも改善する「足指体操」

ひざや腰の痛みがある人は、アーチ構造を支えるために、次の足指体操などで足部の筋肉の筋力強化を心がけてください。

足指の動きがよくなり、筋肉が強くなるとアーチも高くなり、ひざや腰の痛み

筋力の低下で扁平足になると、親指が外側に傾いて外反母趾になる。

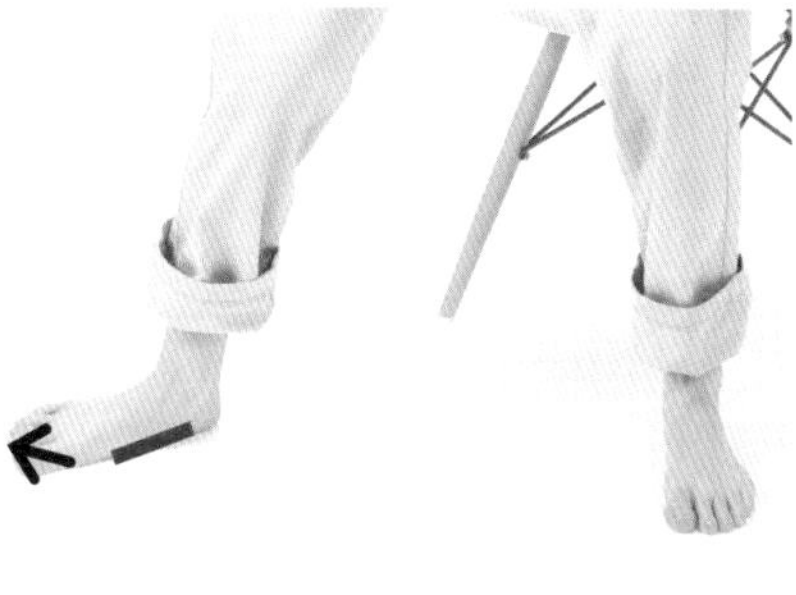

も軽減します。

◎歩きすぎ、立ちっぱなし
——こんな動作で「足部の痛み」の筋硬結ができる！

足底は足底筋膜という強靭《きょうじん》な組織によって覆われています。

歩きすぎ、走りすぎ、立ちっぱなしなどで足に体重がかかり続けると、足底筋膜が付いている部分が剥離し、かかとに痛みが生じる場合があります。

痛い場合は、できるだけイスに座るなどして、足に体重をかけないようにしましょう。

足指体操のやり方

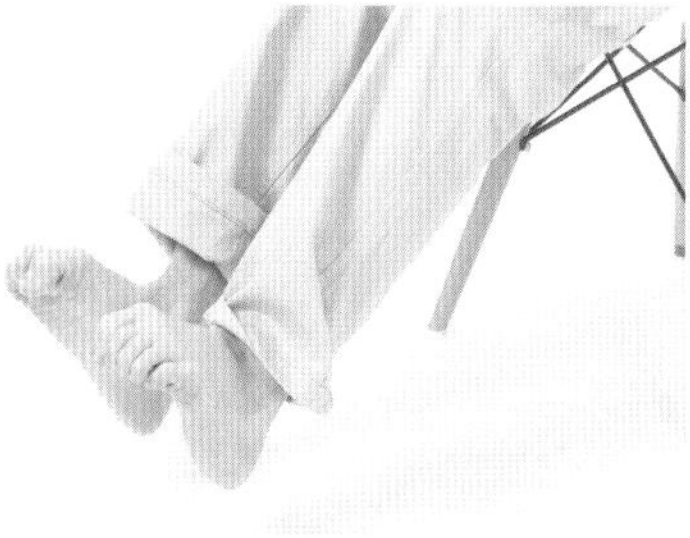

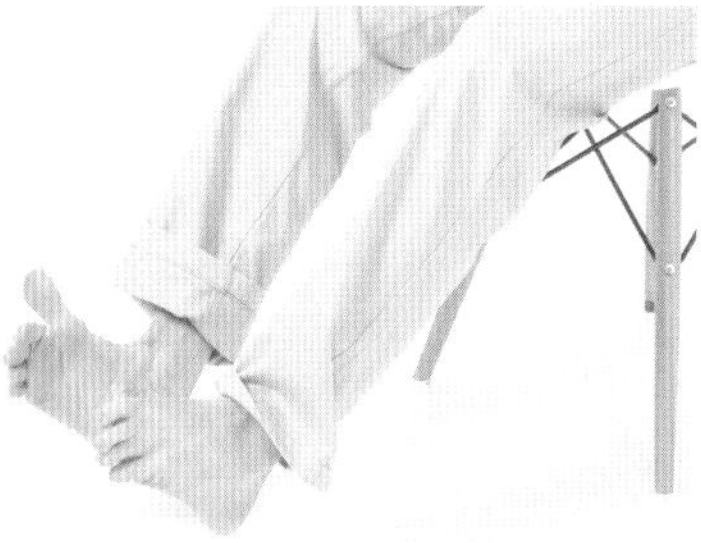

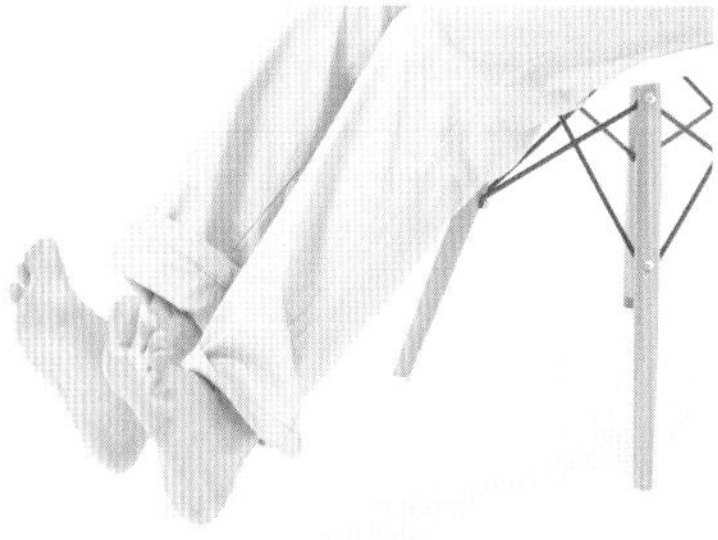

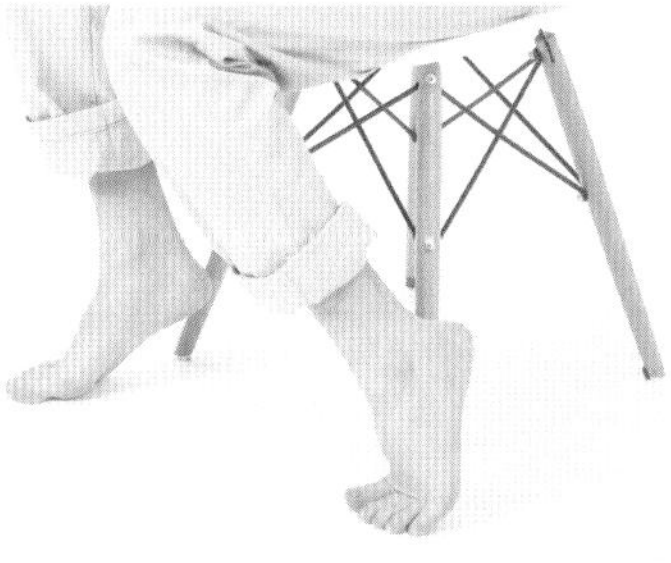

1

お風呂に入ったとき、テレビやユーチューブを見ているときなどに、足指を20回グー、チョキ、パーなどにして動かす。

※

グーチョキパーができない人はグーにしてから、指を伸ばすだけでもOK。

ボールペン
マッサージ
13

運動や筋トレ後の筋肉痛の改善・予防！

筋肉痛がある場合は、基本的には安静が一番です。

慣れない力仕事や運動をした次の日などに筋肉痛が出るときは、筋肉が炎症を起こしているので、ボールペンマッサージはまだしてはいけません。

しかし、「筋肉痛なんて治るだろう」と放っておくと痛みが残ることがあり、筋硬結《きんこうけつ》ができてしまいます。すると腰痛やひざ痛などの関節痛に苦しみます。

筋肉痛がひどいときは、お風呂や電子レンジで温めた蒸しタオルなどで血行をよくしておきましょう（カイロは熱すぎるのでNGです）。

そして2～3日経って、急激な炎症が治まってからボールペンマッサージを行いましょう。

冷やす手段は保冷剤、氷枕、アイスバッグなど。

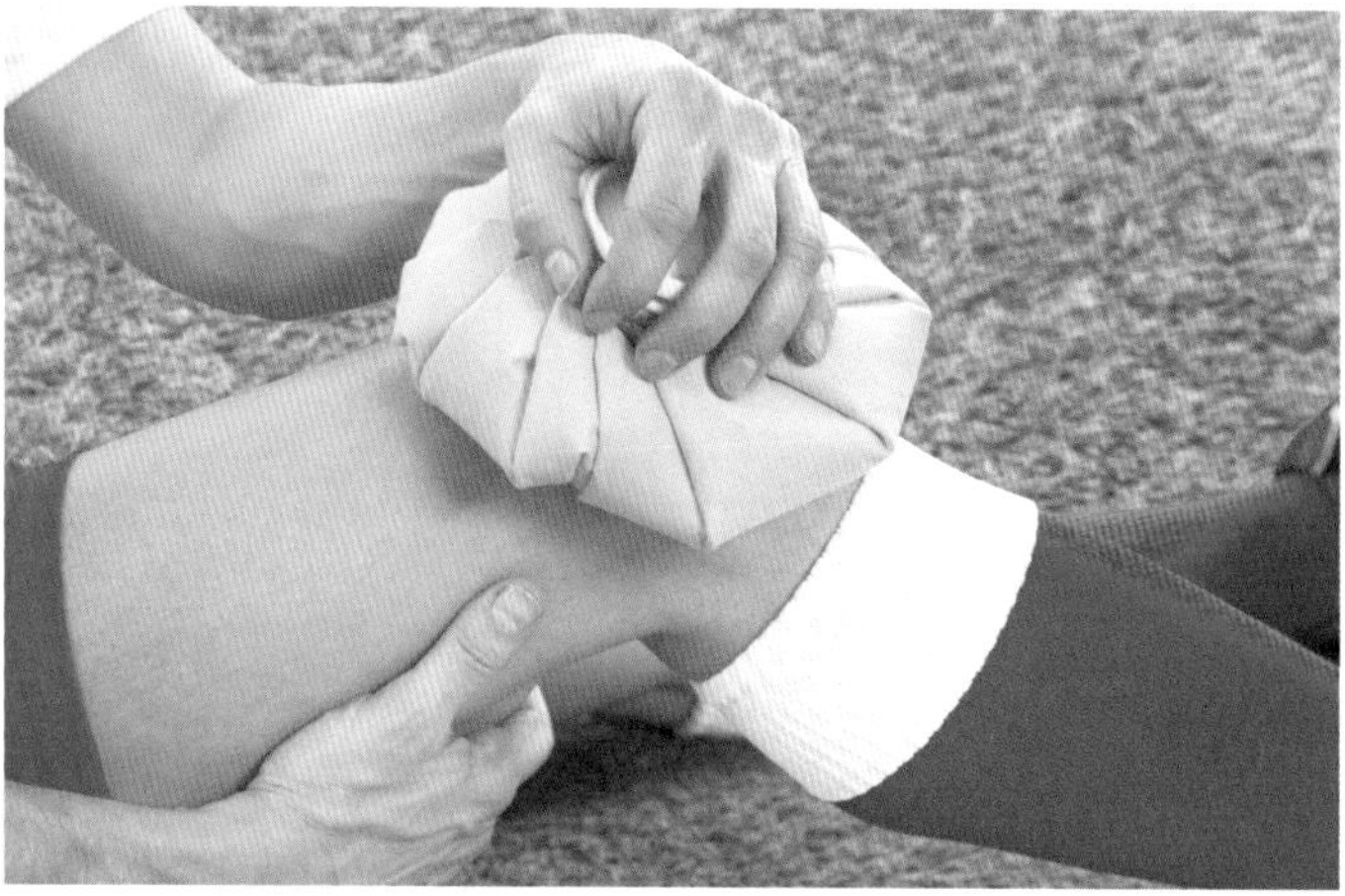

基本的には痛みのある筋肉の筋硬結を探し、ボールペンマッサージをすれば1～2日くらいで痛みが改善します。

筋肉痛予防のコツとしては、いつもよりハードに動いた後や運動した後は、**その日のうちに酷使した関節と筋肉を、保冷剤や氷枕などの冷たいもので3分間アイシングする**のがベストです。

これは、筋肉を使いすぎて熱を持っているからです。野球のピッチャーなども、試合後は肩を必ずアイシングしていますよね。

アイシングは数分でかまいません。と

くにひざ痛のある方が歩きすぎたり、立ち仕事しすぎた場合は、アイシングは非常に有効で、ひざに水がたまるのも防げます。冷シップだけでは効果が不十分です。

なお、運動直後の静的《せいてき》ストレッチは、筋肉痛の予防にはならないと最近では言われています。ただし、静的ストレッチをふだんから行っていれば筋肉全体の血行をうながし、筋硬結ができるのを防いでくれます。

Part 4

＼7秒だけ！／

だれでもできて筋肉が強くなる「逆ストレッチ」

7秒だけ！　筋肉が最強になる「逆ストレッチ」のススメ

パート3でお伝えしたボールペンマッサージを実践すれば、筋肉の負担や筋硬《きんこう》結《けっ》を減らせます。

しかし、これだけで筋肉を強くすることはできません。あなたの**筋肉をもっとよい状態にしたければ、より積極的な方法、つまりエクササイズが不可欠**です。

エクササイズと聞くと、ジムやフィットネスクラブに通って行う筋トレやエアロビクス、またはヨガやストレッチ、ピラティスといった運動を頭に思い浮かべるでしょうか。

これらは運動能力の向上やダイエット、趣味にはいいでしょう。

しかし肩コリ、腰痛、関節痛といった慢性の筋肉痛を解消するためには、そのようなエクササイズは必要ありません。

そもそもエクササイズはムリして行うと、体を壊したり筋硬結がたくさんできるケースもあります。

そんな危険性が低く、しかもとってもカンタンなエクササイズが**「逆ストレッチ」**です。

筋硬結を予防するには、筋肉そのものをある程度強くする必要があります。「筋肉を強くする」＝「筋トレ」と思われがちですが、**「逆ストレッチ」は本格的な運動ではありません。7秒だけギュッと筋肉を強く収縮させるだけで、筋トレ同様かそれ以上の効果を得られます。**

また、逆ストレッチは、ボールペンマッサージほどではありませんが、筋硬結をゆるめる効果もあります。

パート1で述べたように、筋肉は筋線維《きんせんい》という糸状の組織からできています。からまって団子状態になった糸をほぐしたいとき、団子部分をギュッと押しつぶしてパッと離すと、からまった糸に若干のゆるみが生じます。このからまった糸が筋硬結です。これが逆ストレッチが筋硬結をゆるめる原理です。
「ボールペンマッサージ＋逆ストレッチ」は最強だと思います。

●血液とリンパ液を劇的に循環させる「7秒・逆ストレッチ」

みなさんも、長時間パソコンやスマホを操作した後、大きく背伸びをすることがあるはずです。すると、本当に気持ちイイものです。

多くの人は〝伸び〟をすることで、コリ固まった筋肉がストレッチされていると考えています。しかし実際にはその逆で、**〝伸び〟をすることで、伸ばしている筋肉とは反対側の筋肉を思いっきり収縮させている**のです。実は、筋肉には、「筋肉は思いっきり縮めた後がもっともゆるみやすい」という性質があります。

筋肉を思いっきり収縮させる（筋肉に力を入れる）と、筋肉内の血液やリンパ液をギュッと絞り出せます。そしてその後に「脱力」すると筋肉がゆるみ、新鮮な血液やリンパ液がドッと流れ込んでくるわけです。

つまり**背伸びのような動作には「押圧《おうあつ》マッサージ」と同じ効果があり、血液と**

リンパ液の循環を劇的に促進できるのです。

この筋肉の性質をうまく利用したのが「逆ストレッチ」です。

●休日に実践しよう！　逆ストレッチ5選

とくにオススメなものを5つご紹介します。

「ボールペンマッサージ」は気になるところを毎日、「逆ストレッチ」は余裕のある土日や休日、**疲れたときなどに、お気に入りのもの**をやってみてください。

痛みがひどい人は毎日行っても効果がアップします（ムリのない範囲で！）。

また、5つの中でも次ページの**「僧帽筋の逆ストレッチ」は、とってもカンタン**に仕事の合間でもできます。なので、肩や首がこったら、背伸びをするのではなく、僧帽筋の逆ストレッチをするとよいでしょう。

逆ストレッチは1日1セット×3回が目安で、違う逆ストレッチを組み合わせるのが理想です。**忙しいときは気が向いたときに1セット行えばOK**です。

僧帽筋の
逆ストレッチ
1

僧帽筋周辺を引き締めて血行改善

肩コリ、首コリ、頭痛を劇的に解消する！

肩コリ、首コリ、頭痛を引き起こす僧帽筋《そうぼうきん》周囲の筋肉をギュッと引き締め、脱力させて、血行を改善します。

動画でチェック

ストレッチの方法

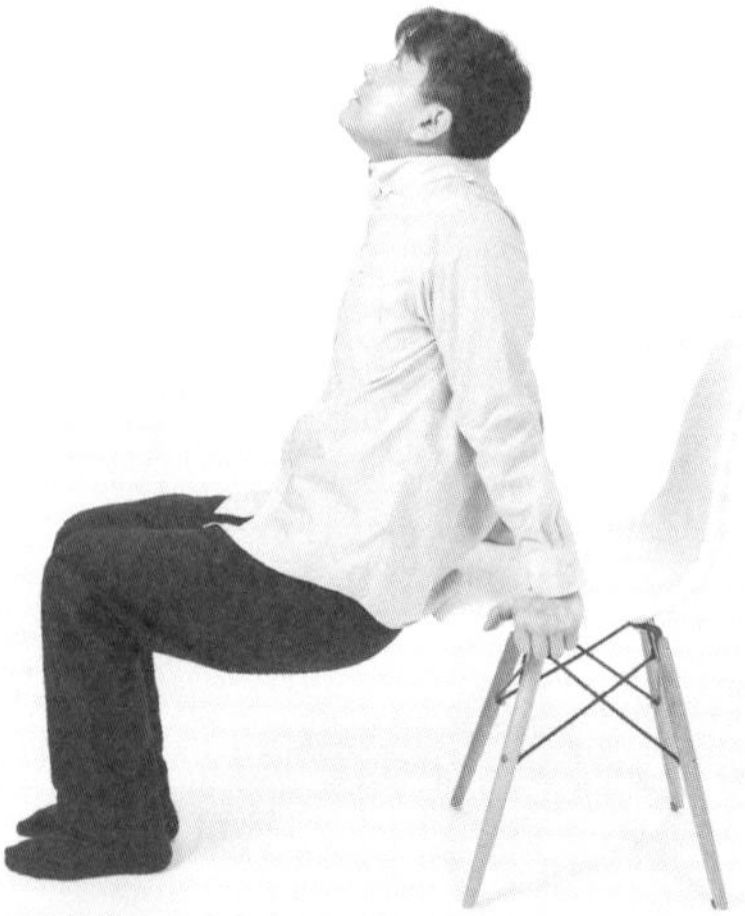

1 イスの前にお尻を出し、座面についた両手だけで体を支え、両肩をすぼめるようにお尻を落としていく。このとき、両ひじはしっかりと伸ばしておく。

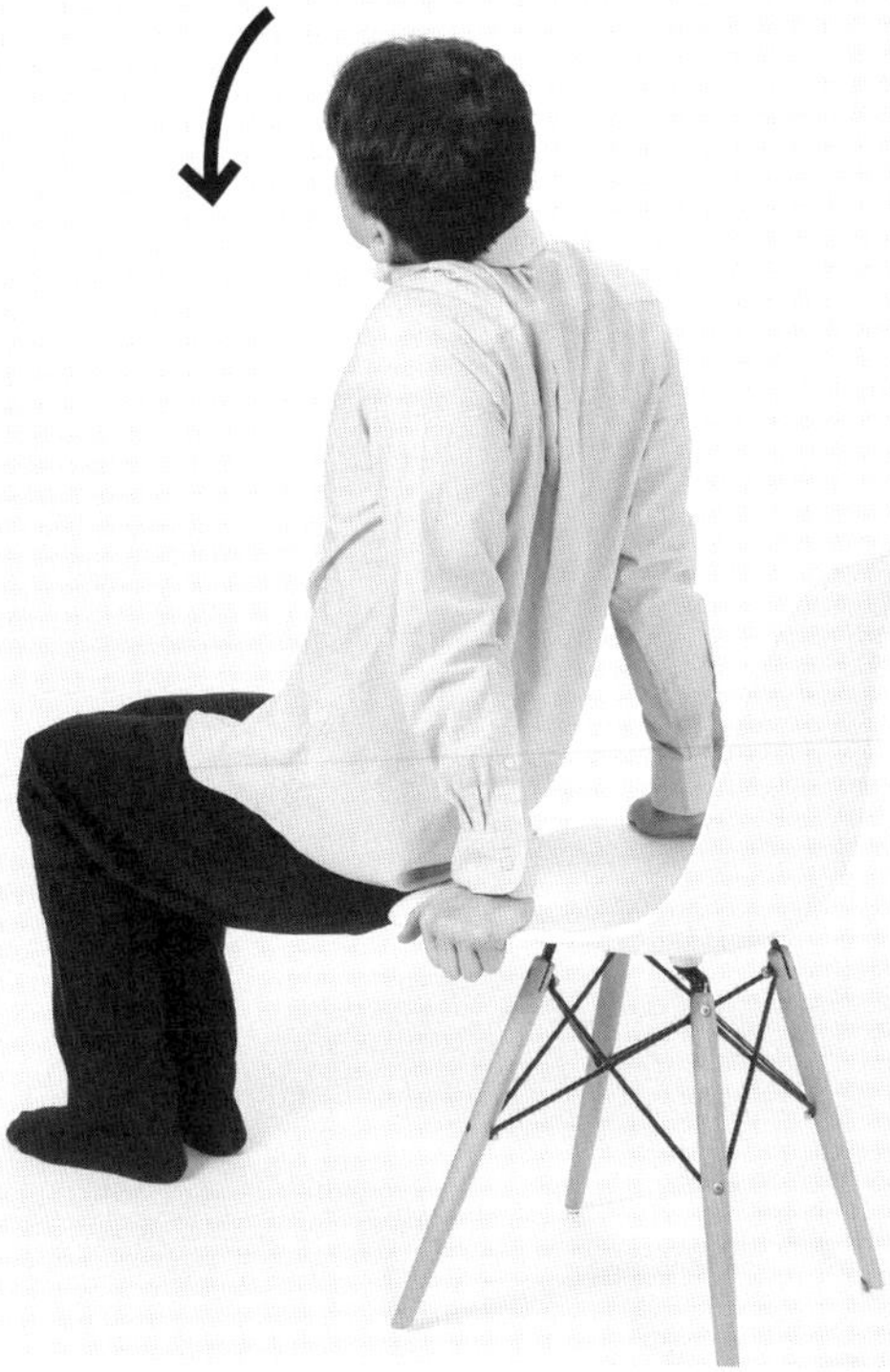

2 両肩をすぼめた状態から首を後ろに反らし、コリが激しい側へ傾ける。そのままの状態で約7秒キープ。両側コッている場合は、左右それぞれ7秒キープする。

胸の逆ストレッチ
2

超カンタンでバストアップ効果も期待できる

肩コリ、首コリ、猫背が改善する！

猫背で丸まった背中を伸ばし、バストを支えている胸の筋肉を強化し、血行を改善します。胸の筋肉に力を込めると、その反対の筋肉にあたる僧帽筋《そうぼうきん》も反射的にゆるみますから、肩コリ、首コリにも効果があります。

動画でチェック

ストレッチの方法

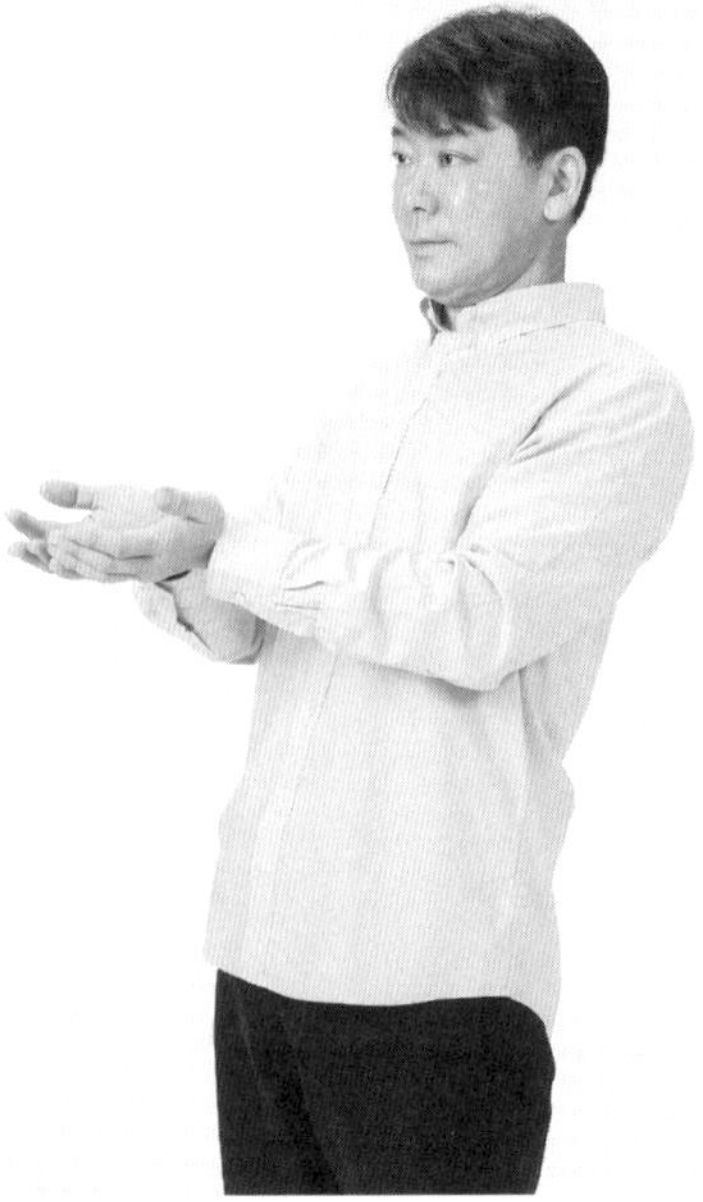

1 左右の肩甲骨をしっかりと引き寄せて胸を張る。

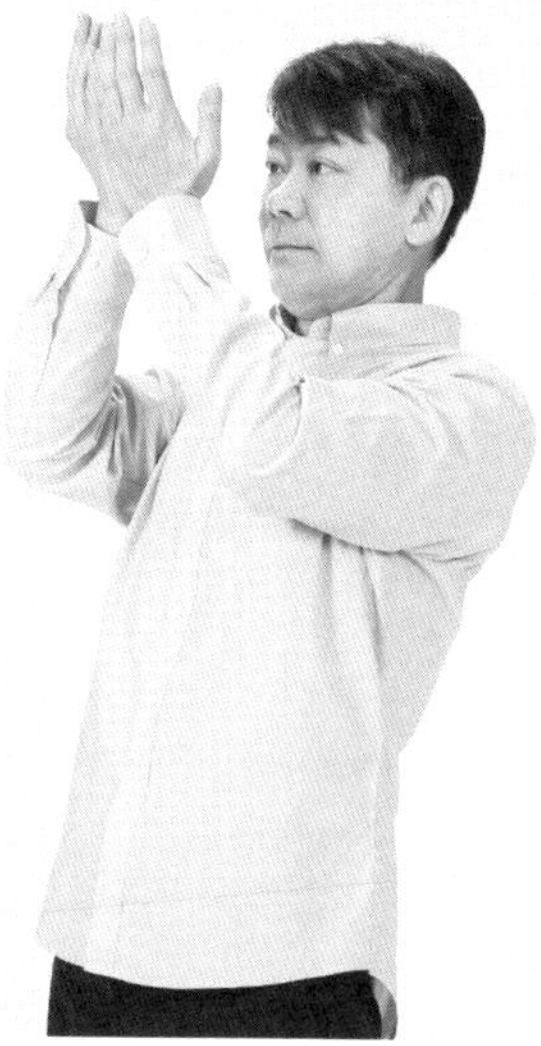

※ 両手を合わせる位置の高さを変えることで、胸の筋肉に異なった刺激を加えることができる。このとき、左右の肩甲骨は必ず引き寄せたままで。
このストレッチはイスに腰かけても可。大切なのは肩甲骨を常に引き寄せたまま、胸を張った状態で行うこと。

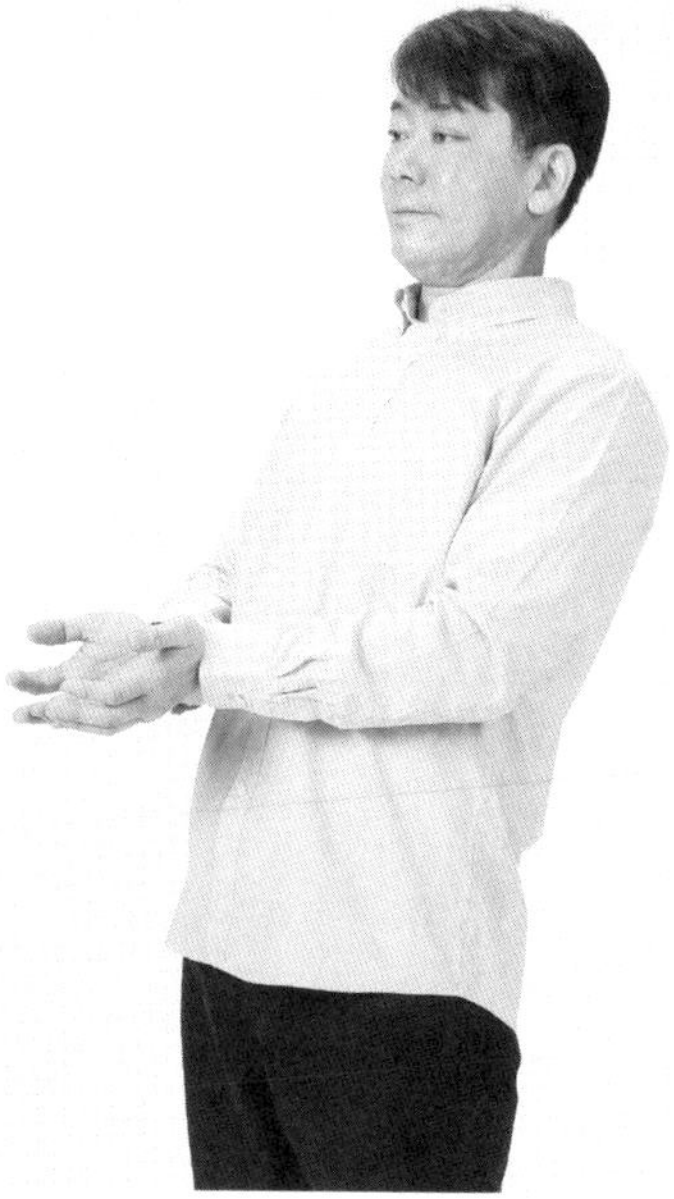

2 肩甲骨を引き寄せたまま胸の前で両手の小指を合わせて、力を込める。そのままの状態で7秒キープ。

腹筋の
逆ストレッチ
3

疲労回復、腹筋強化

ウエストを引き締め、腰痛にも効く！

座りっぱなしで疲労が蓄積したウエストと腹筋を強化し、腰痛予防にもなる最強エクササイズです。お仕事中にコッソリ行ってみましょう！　理想はご紹介する2種類を行うことですが、忙しいときはお好きなほう1種類でかまいません。

動画でチェック

ストレッチの方法Ⓐ

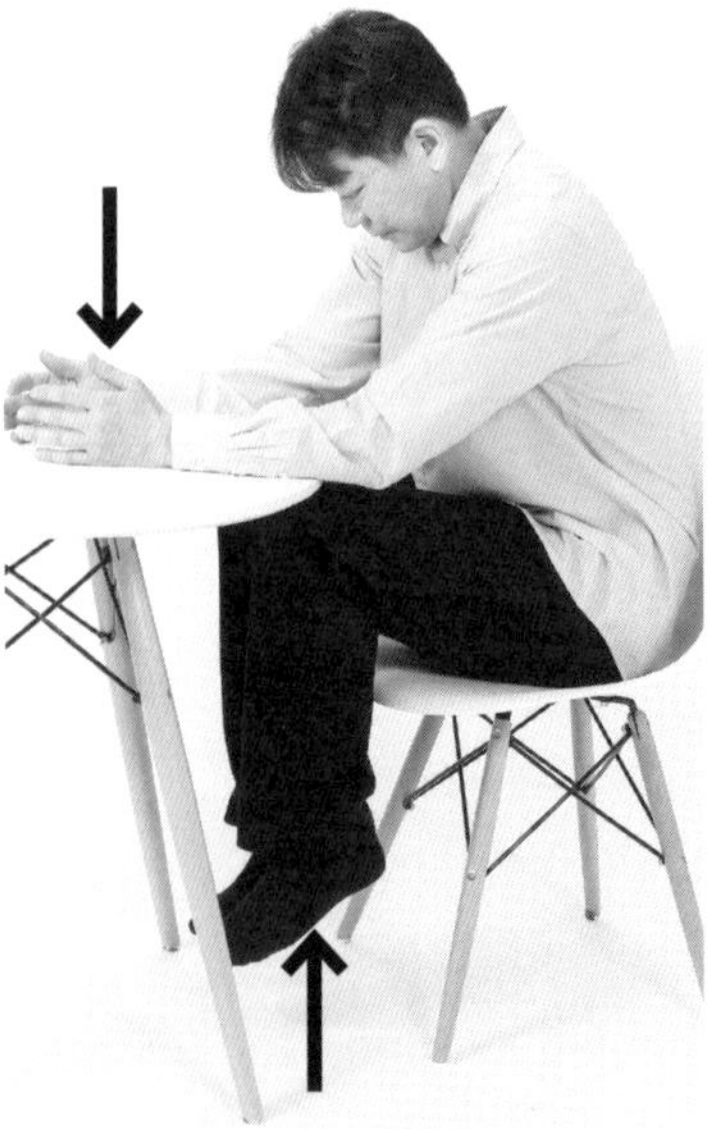

1 机に手のひらをおいて、机を押さえるように力を込める。同時に両ひざを持ち上げ、机を下から押し上げるようにして7秒キープ。

ストレッチの方法Ⓑ

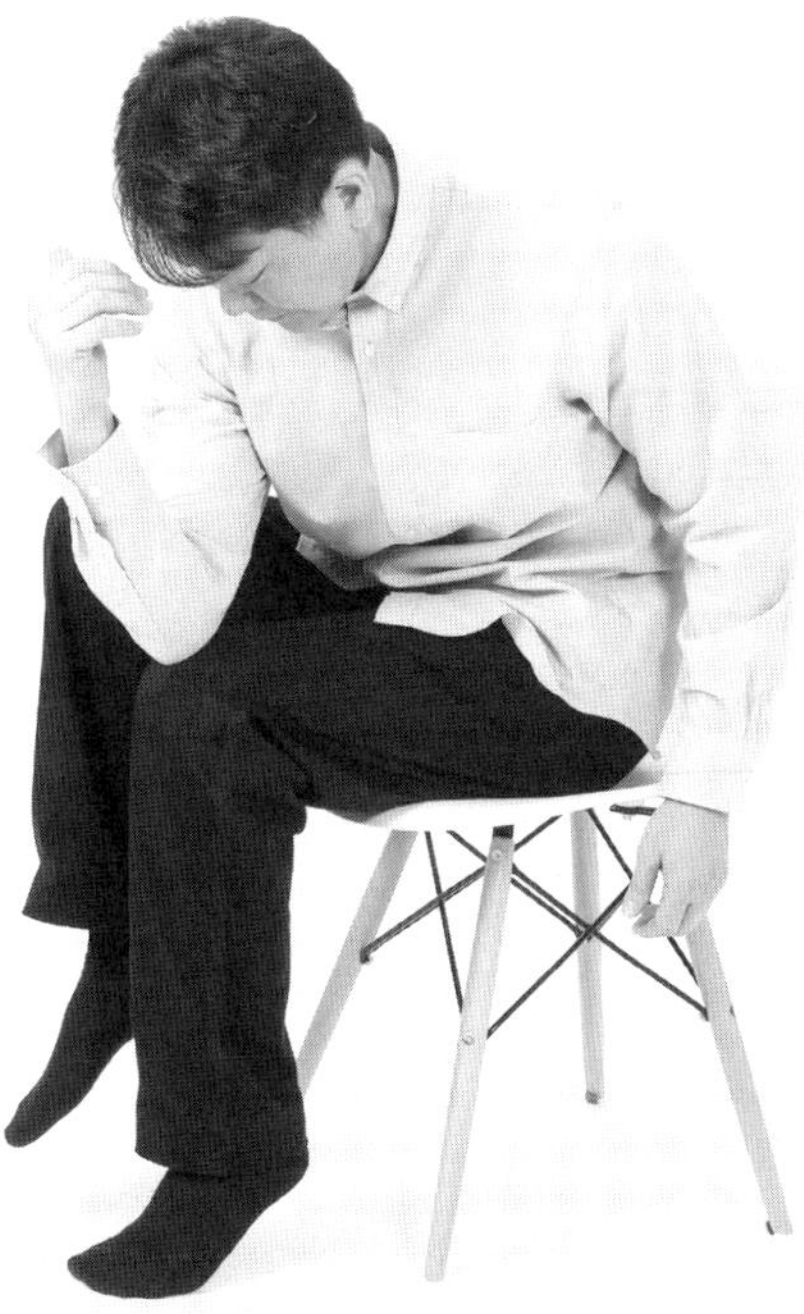

❶ 椅子に座った状態で、右ひざを上げ、腰を曲げて右ひじを左ひざで押す。左のかかとを持ち上げて力を込めたら、そのままの状態で7秒キープ。

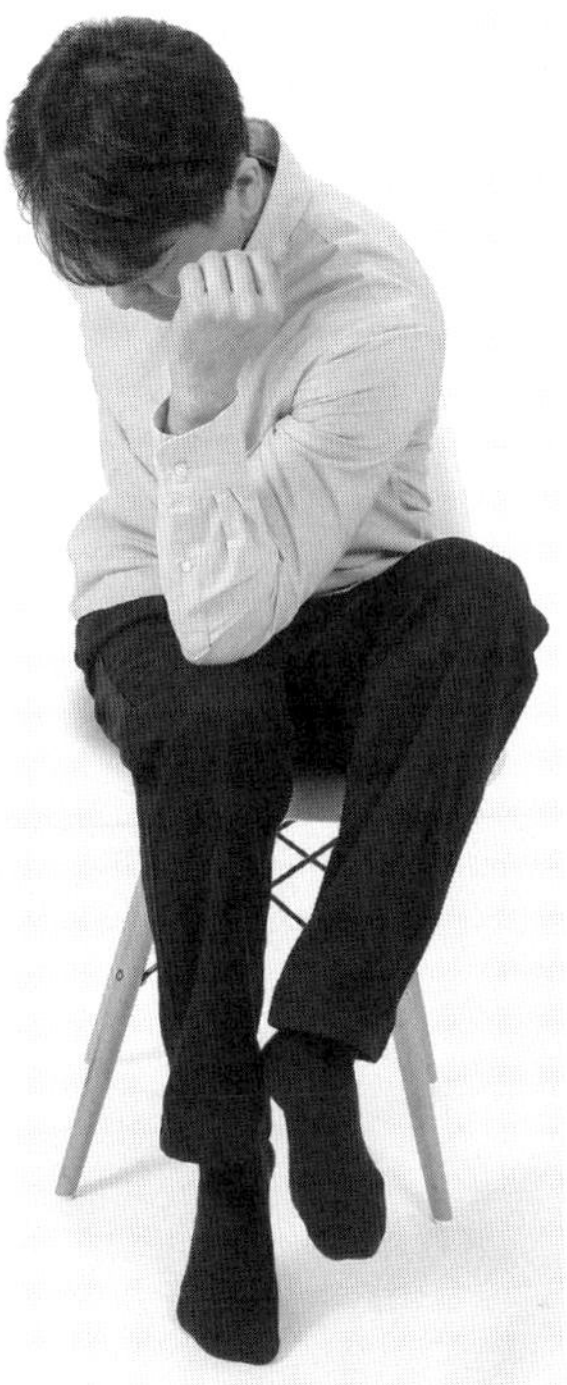

❷ 反対側も同じように行う。

太ももの裏&
内側の
逆ストレッチ
4

ひざをしっかり伸ばそう
O脚、X脚を予防する！

動画でチェック

O脚、X脚といった変形性膝関節症《へんけいせいしつかんせつしょう》を予防するために、太ももの内側と裏側の筋肉を強化しましょう。

理想はご紹介する2種類行うことですが、忙しいときはお好きなほう1種類でかまいません。

ストレッチの方法Ⓐ

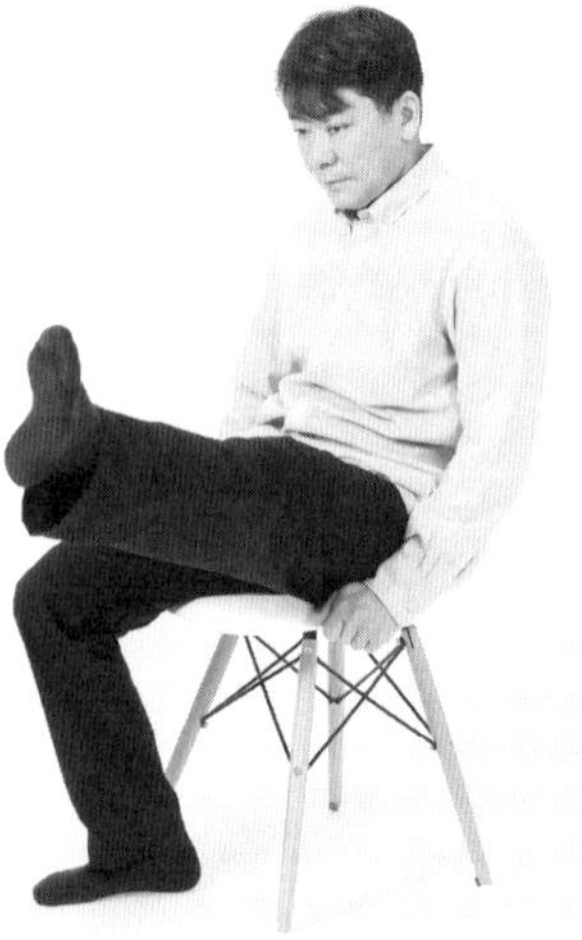

1 イスに座る。左足のひざと足首をしっかり伸ばし、そのまま太ももを座面から持ち上げ、足全体を少し外側に動かして7秒キープ。このとき上半身が後ろに倒れないよう、少し前かがみ気味に行うと筋肉を刺激できる。

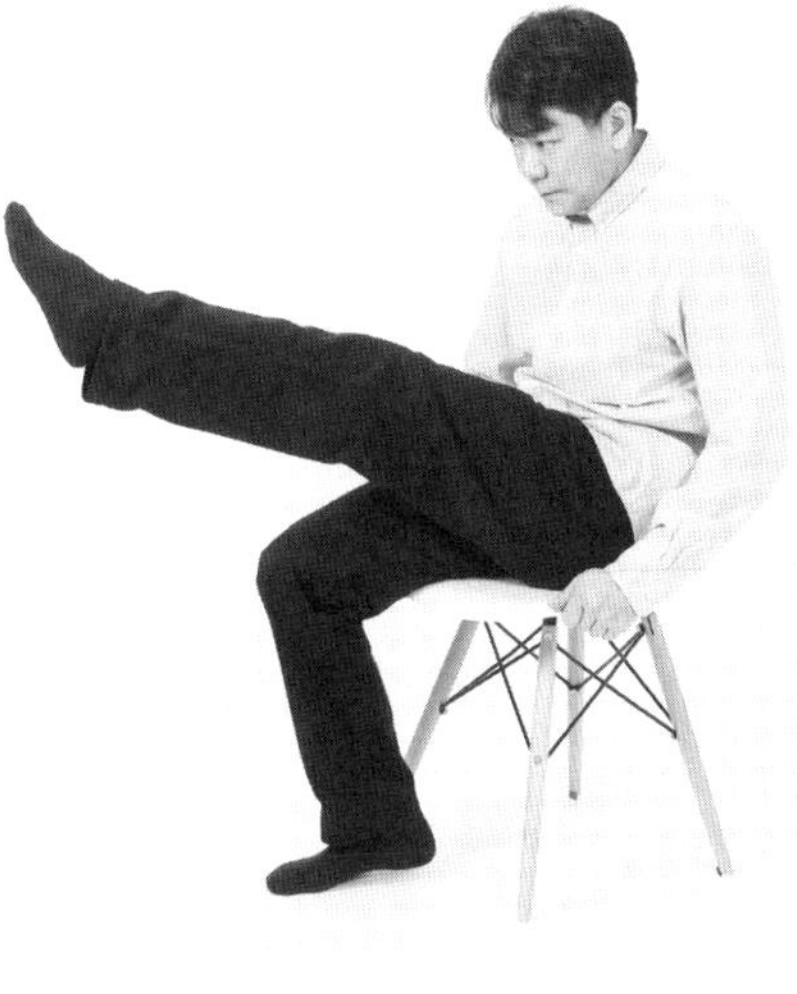

2 そのまま持ち上げた足全体を少し内側へ動かして7秒キープ。右足も同じように行う。

ストレッチの方法Ⓑ

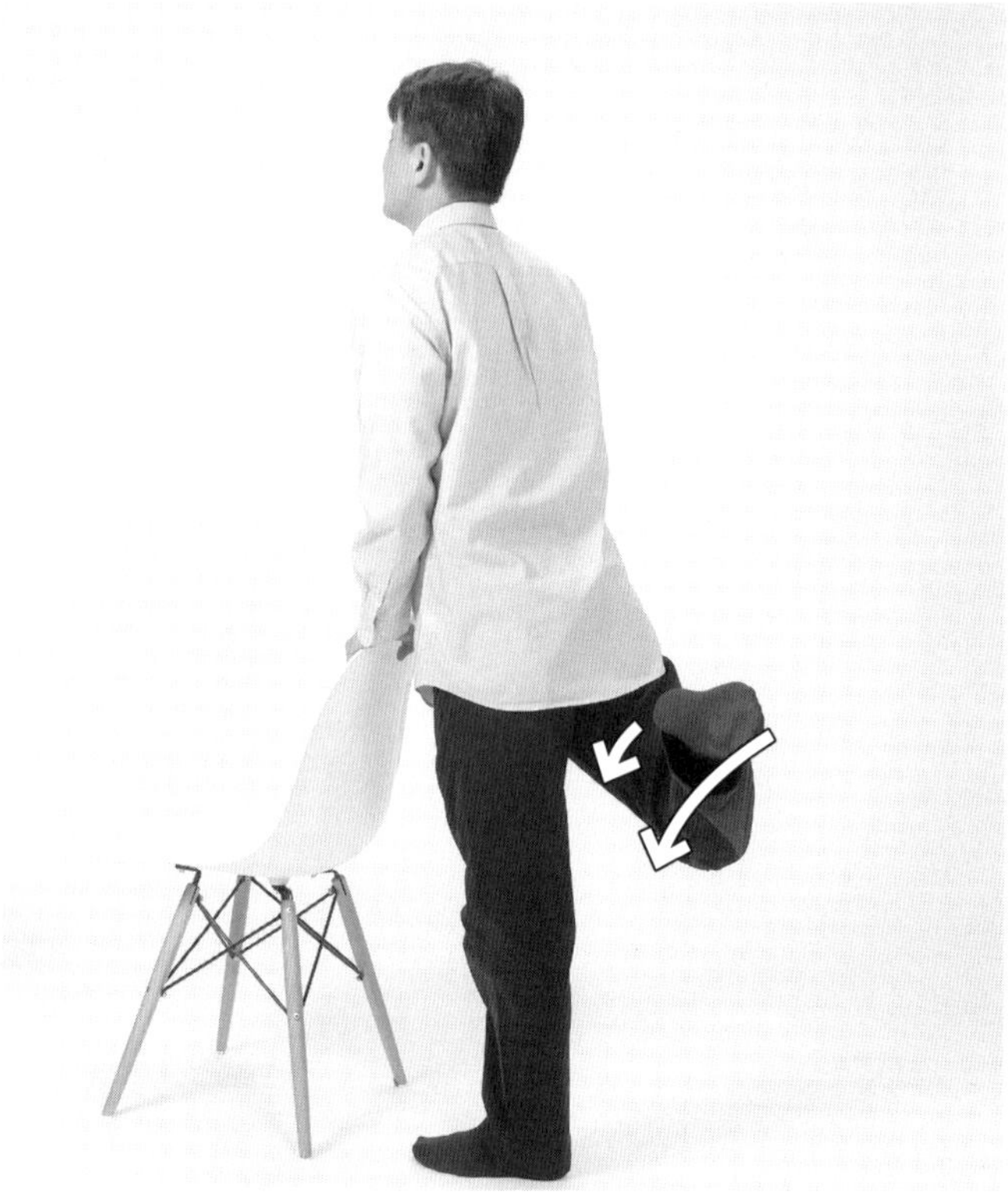

1 立ったままひざを曲げて、足を後ろに上げ、足先を内側に倒すようにする。そのまま7秒キープ。太もも裏の筋肉が強く収縮するので、けいれんに注意。反対側も行う。

ふくらはぎと
スネの
逆ストレッチ
5

ふくらはぎとスネの筋肉を強くする

足首をキュッと引き締め、つまずきやこむら返りも減る！

動画でチェック

普通に歩いたり走ったりしていても、足首が最大限に動いているわけではありません。

ふくらはぎの筋肉のポンプ作用を最大限に引き出すためには、つま先を思いっきり反らしたり、伸ばしたりする必要があります。

ふくらはぎとスネの筋肉を強くすると、足首の動きがよくなり、足のむくみ、つまずきやこむら返りも減ります。静脈瘤の予防、悪化防止にも役立ちます。足首も引き締まります。

理想はご紹介する2種類行うことですが、忙しいときはお好きなほう1種類でかまいません。

ストレッチの方法Ⓐ

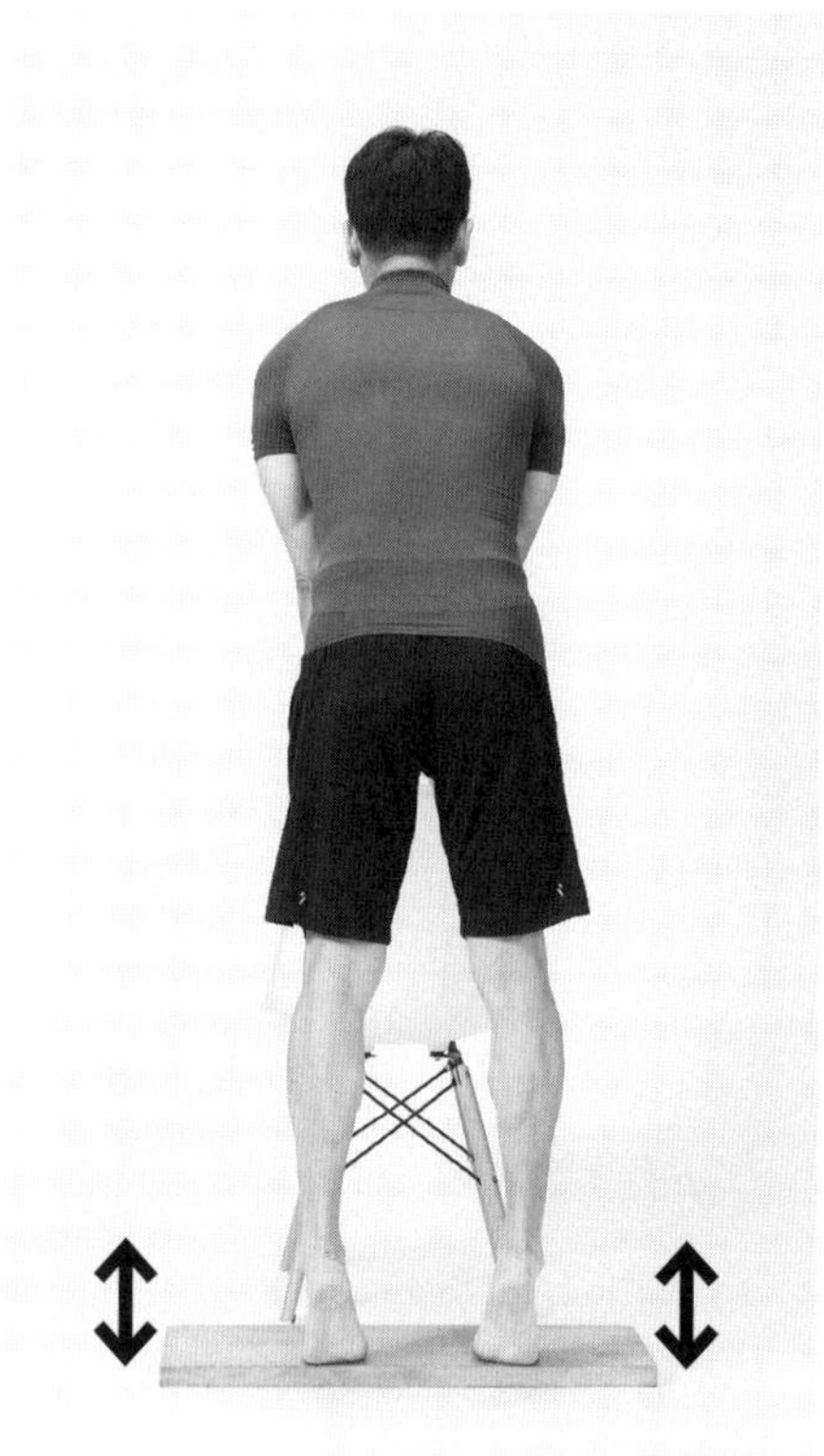

1 立ってかかとを思いっきり10回ほど上げ下げする「かかと上げ体操」を1日に2〜3回行う。かかとを上げた状態で7秒キープ。段差を使ってもOK。

★

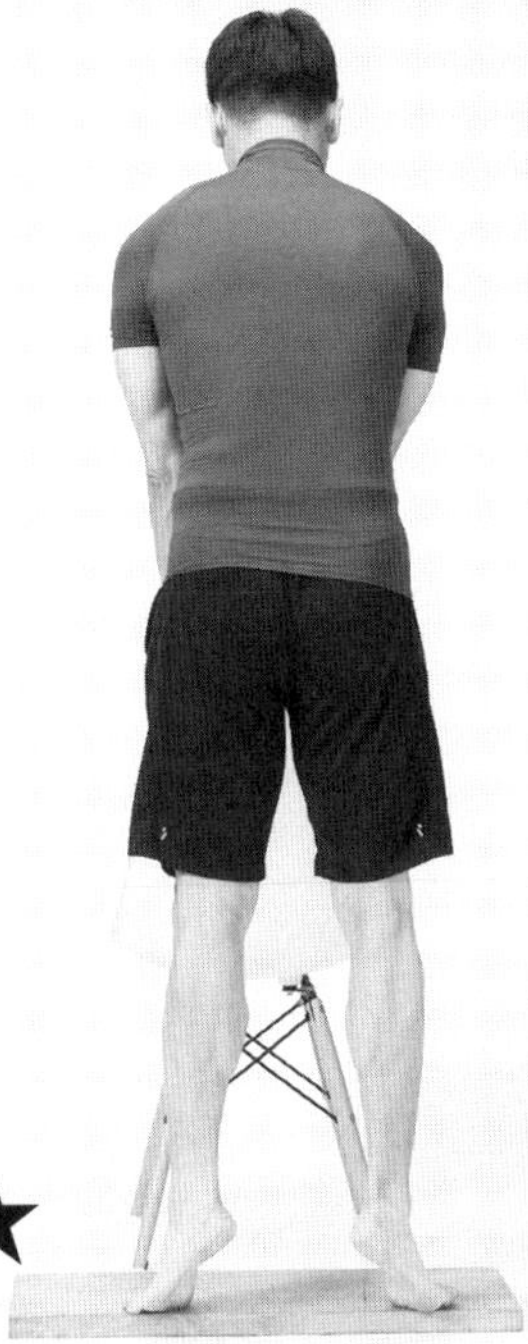

☆

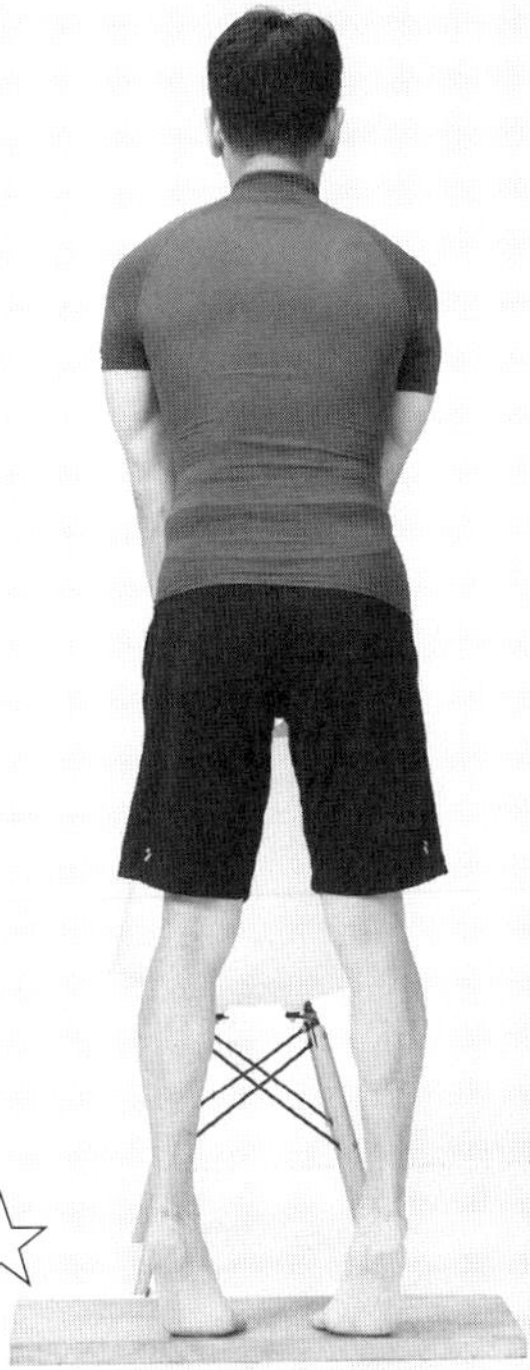

※ 上げる際は、つま先の向きを内側にしたり（☆）、外側にしたり（★）すると、ふくらはぎの筋肉をまんべんなく伸縮させられる。

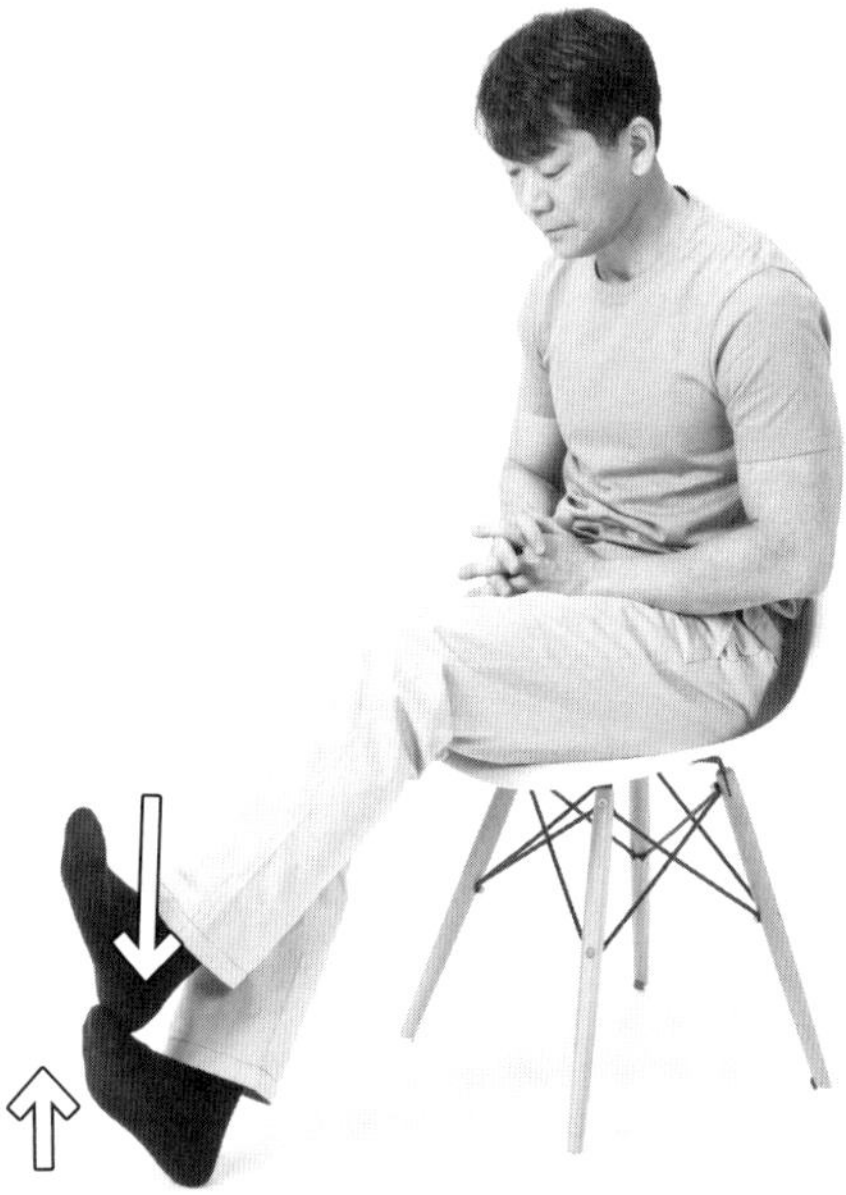

イスに座って思いっきり反らした足のつま先を反対の足のかかとで押し、7秒間力比べをする。反対側も同様に。

Part 5

予防・改善編

肩コリ、腰痛、関節痛を激減させる体の動かし方

肩コリ、腰痛、関節痛を激減させる方法

私たち人間を含むすべての動物は、文字通り「動く生き物」です。

動いていれば、筋肉に負担がかかることもあるし、どんなに注意していても、筋肉を傷つけてしまうときもあります。

ですから私たちは、筋肉の損傷による肩コリ、腰痛、関節痛のリスクから完全には逃れられません。

ただし、このリスクを可能な限り「減らす」のは、カンタンにできます。

そのために必要なのは、筋肉が損傷しやすい状況を理解し、筋肉に負担をかけない「動作」と「姿勢」を知ることです。

これらを、普段から意識して生活するだけで、肩コリ、腰痛、関節痛のリスクを激減できるでしょう。

そもそもいったん筋硬結ができてしまうと、治すのは大変です。

また、ボールペンマッサージで治せたとしても、筋肉に負担のかかる動作や姿勢を続けていると、筋硬結はすぐに再発します。

ですから、筋硬結ができないように、

・筋肉痛のときは可能な範囲で安静にする（パート1で述べた通り）
・日頃から筋肉をマッサージしてケアする（パート3）
・筋肉そのものを強くする（パート4）
・筋肉や関節に負担のかからない動作や姿勢を心がける（本章で説明します）

という、予防的なアプローチが大切になります。

この章では筋肉や関節に負担のかからない姿勢や動作、そして食事についてお伝えします。すると、筋硬結もできにくくなります。

ウォーキングやランニングする人へ

同じ動作をくり返すと筋肉は損傷する！

同じ動作をくり返していると、筋肉がなんとなく張ったように感じることがあります。

これは「パンプアップ」と呼ばれる現象です。

また、延々と同じ動作をくり返す長距離のランニングやウォーキングをした後、両足が腫《は》れることがあります。これはパンプアップに加えて、筋肉内の圧の高まりによる血行不良が原因です。

ですから、**ウォーキングやランニングをするときは、ときどき立ち止まってひざの屈伸をしたり、両手を大きく動かしたりといった、異なった動きを取り入れる**ように心がけましょう。

筋力に自信のない方へ

動くときに勢いをつけない

私たちが特に意識していない「何気ない動作」が、筋肉にダメージを与えていることがあります。

たとえば私たちは重たい荷物を持ち上げるとき、つい何気なく勢いをつけるときがあります。かなり重たい荷物でも、「エイッ」と勢いをつけると、なんとか持ち上げられる場合があるからです。

これは、筋力に「スピード」という要素を加えているからです。筋力をより素早い動きで発揮させると、より大きな筋パワーが発揮できるのです。

ところが**勢いをつけて大きな筋パワーを発揮すると、当然ながら筋肉には大きな負荷がかかります。**

筋肉の限界を超えた負荷がかかってしまう場合もあるため、筋肉が損傷してしまい、筋硬結ができる危険性も高まってしまいます。

ですから、**重たい荷物を持ち上げるときや、何か「エイヤッ」と力を入れる場合は、できるだけゆっくりと、じわじわと力を発揮していく**のがもっとも安全なのです。

体はねじらない

家事をする方へ　運転する方へ　ヨガ、ストレッチをするとき

ぞうきんの水を最後の一滴まで絞り出すためには、両手を使ってぞうきんをねじるのが一番です。このようにねじる動きは、非常に強い力を発揮します。

私たちは普段の生活で、自然と体をねじるシーンがあり、その結果、筋肉や関節を痛めてしまうことが多々あります。

特に注意が必要なのが腰と肩のねじりです。腰の骨は、腰椎《ようつい》でできていますが、構造的に腰椎はほとんどねじることができません。

腰がねじれているように見えるのは、実際には股関節と腰椎の上にある胸椎《きょうつい》（胸

の骨）のねじれによるものです。

ラジオ体操、ヨガ、ストレッチなどには腰をねじる動きが必ずありますが、構造上、ねじれない腰をひねり続けていると、腰椎が変形したり腰椎と腰椎の間にある椎間板《ついかんばん》がつぶれたりするので、注意が必要です。**腰に痛みがあるときは絶対にねじらない**ようにしてください。

・腕や肩をねじらないコツ

また、肩関節もねじりに対して非常に弱い関節です。

肩関節は体の中で、もっともよく動く関節ですが、それだけ不安定なのです。

肩関節の動きには、腕を前後左右に上げるだけでなく、二の腕をねじる、いわゆる回旋（ひねり）があります。

ところが、このために働く筋肉は、アウターマッスルの深層にある、回旋筋群《かいせんきんぐん》とよばれるインナーマッスルです。

回旋筋群は非常に小さく、かつ弱い筋肉ですが、それにもかかわらず、二の腕

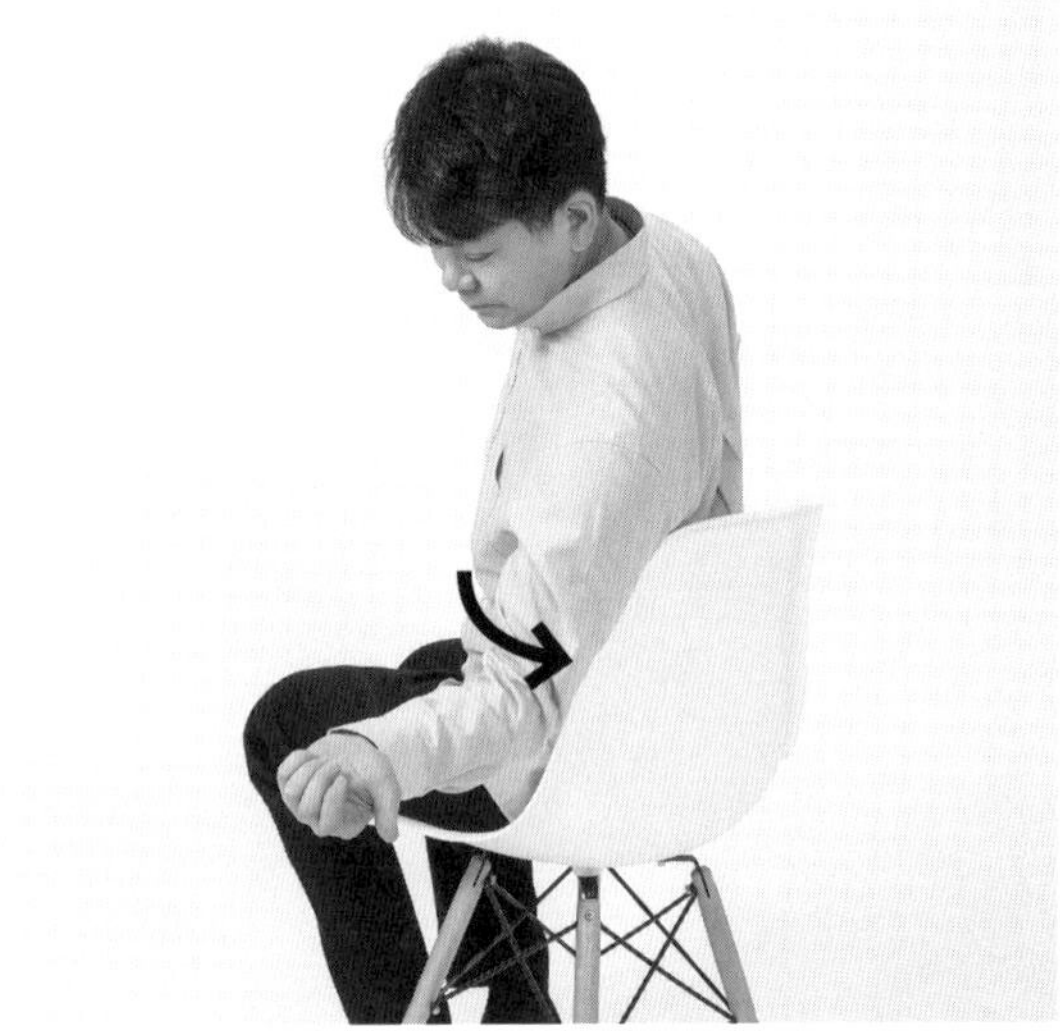

腕を外側にねじって後ろのものを取るような動作は、肩のインナーマッスルを痛める。

をねじるという非常に大きな負荷に耐えなければならないのです。

　ですから**二の腕をねじる動き、たとえば、腕をワイパーのように動かして窓やテーブルを拭く動作や、仰向けになったまま枕元にあるスマホを、肩をねじりながら取るといった動作はできるだけ控える**ようにしましょう。

　回旋筋群が弱くなった高齢の方の場合、車のシートベルトを引き出すために腕をねじっただけで、筋肉の腱を断裂することもあるのです。

　そういう動作をするときは、腕や肩をねじらないようにして、体全体を使って、腕や肩を上下左右に十字に動かすようにして用事を行ってください。

買い物袋を持つとき

荷物は体に近づけて持ち、肩と腰、ひざを守る

私たちの体の重心は骨盤内にあります。

重心とはいわゆる体の中心であり、その点で体全体を支えられる、つまりバランスがとれる点のことです。

筋肉に負担のかからない、もっともラクな（理想的な）立ち姿勢とは、頭頂・重心・足底を結んだ一直線が、地面に対して垂直となるときです（174ページ上の写真）。

しかし、体の前で荷物を持つと、重心線は前方に引き寄せられるため、体は前に倒れてしまいます。それを防ぐために、体背中側の筋肉が筋力を発揮してバラ

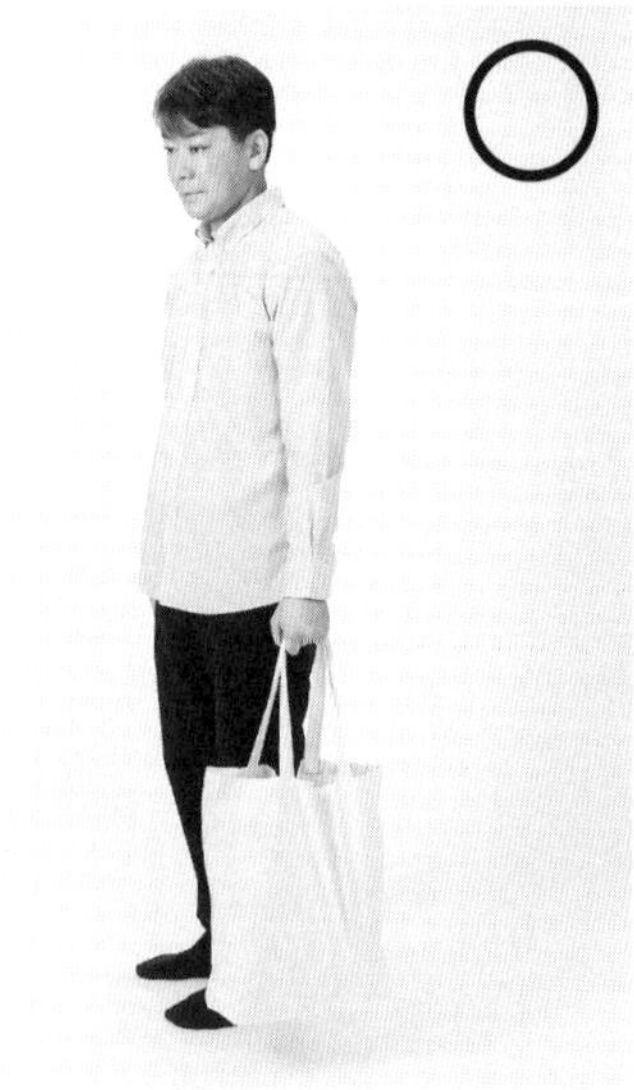

このように荷物を持つと、脇をしめやすくなる。ひじが体側につけやすくなることで、体の近くで荷物を持ちやすくなるので、肩や腰、ひじへの負担が軽減する。

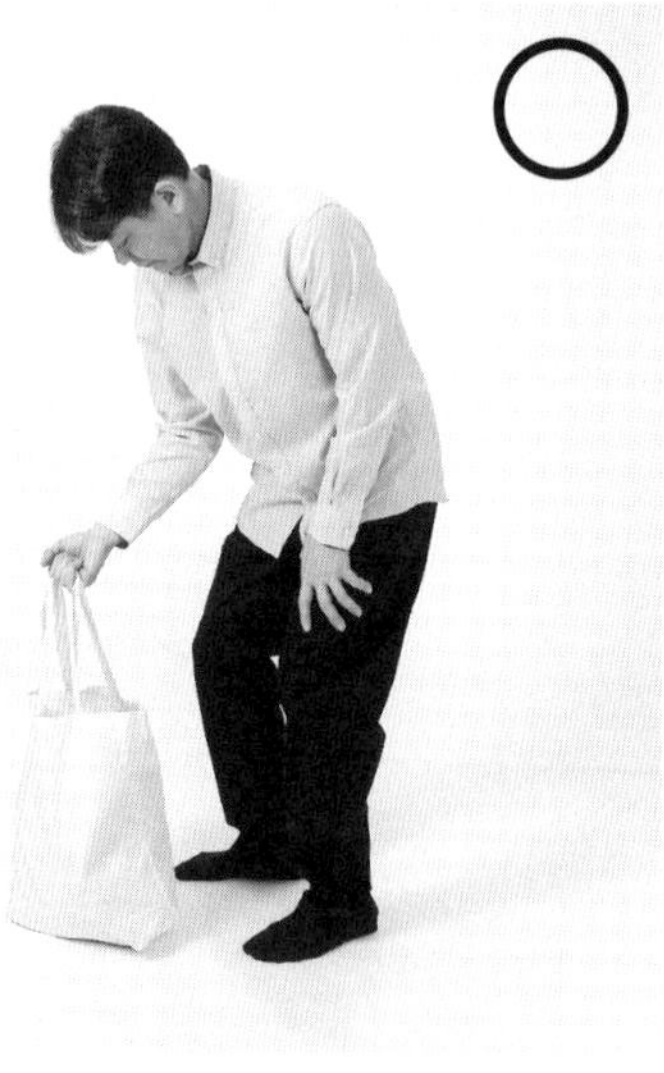

手のひらを上にして持ち上げると脇をしめやすく、肩や腰、ひじへの負担が減る。

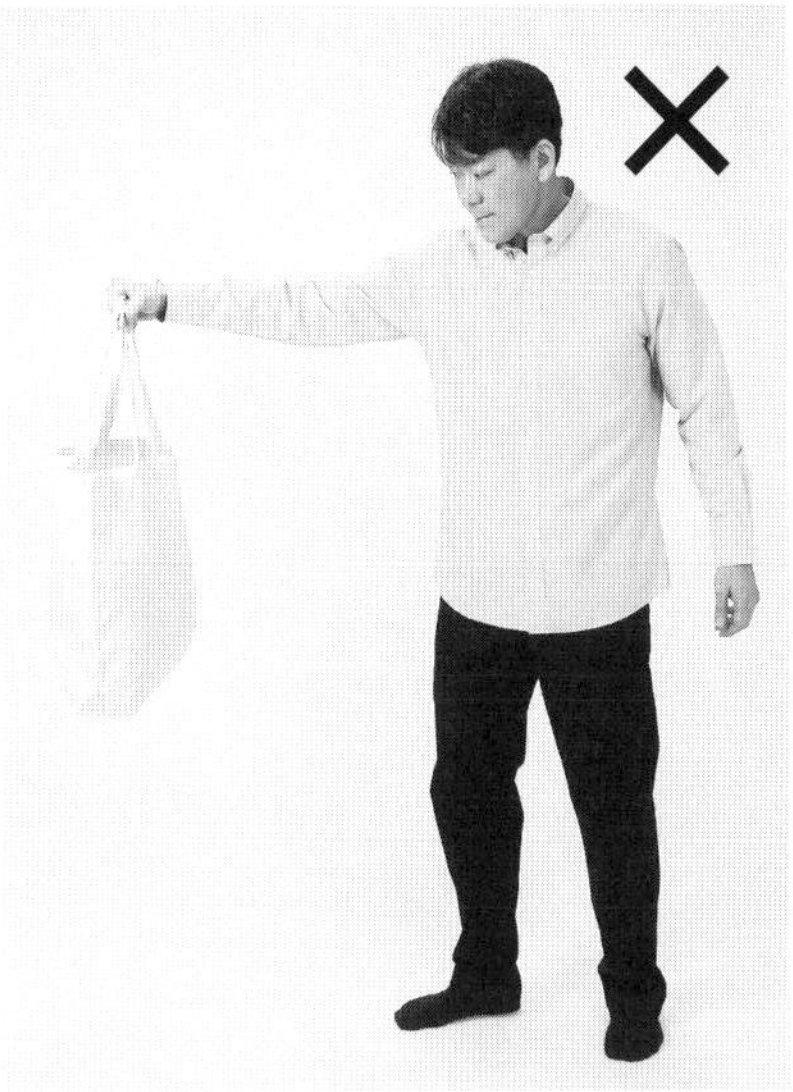

遠くのものを持ち上げるとき、手のひらを下にして体の遠くで持ち上げると肩や腰、ひじに負担がかかる。

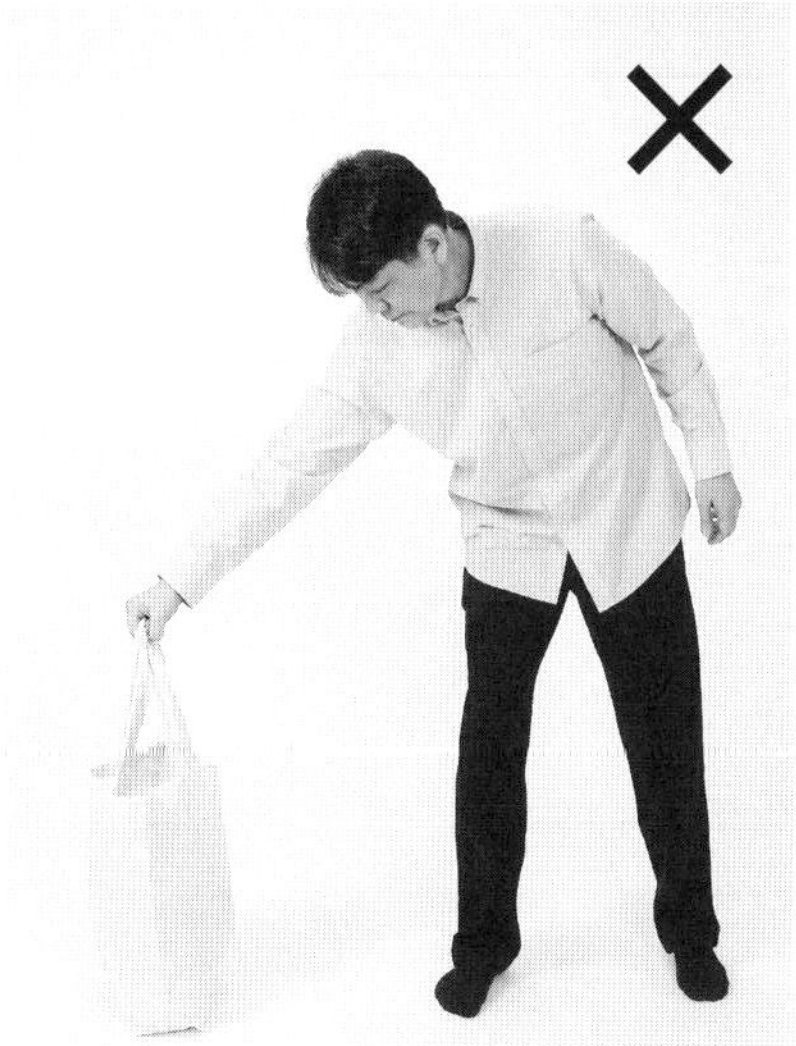

この持ち方もひじに負担がかかる。

ンスを保とうとします。

手に持つ荷物が体の重心から遠くなればなるほど、バランスをとるためにより強い筋力が必要となります。

ですから、手に荷物を持ったり、地面から荷物を持ち上げたりする場合は、できるだけ骨盤にある体の重心の近くに荷物を引き寄せるようにして、筋肉の負担を減らす必要があるのです。

筋肉に負担をかけないためには、**両脇をしっかりと閉じてひじを体側につけ、できるだけ体の近くで荷物を持つ**ようにしてください。

重い荷物を持ち上げるときや、前かがみになるとき

手や足で支点をつくる

重いものを持ち上げると、当然腰痛の原因になります。

次ページの一番上の写真のように両脚をそろえて荷物を持ち上げるのではなく、下2枚の写真のように、**片足を一歩前に踏み出すことで、体を支える支点がひとつ増えます。**

また、遠くにあるものを手で取る場合も、**片手をどこかにつくことで支点を増やしましょう。**これだけで、筋肉にかかる負担を激減させられます。

また、キッチンで料理や洗い物をする場合、多くの人はつい両脚をそろえて、中腰（前かがみ）のままで家事をしています。**中腰ほど、腰の筋肉に負担のかかる姿勢はありません。**

足はそろえずに、必ず少し前後させて家事をするようにしましょう。

足を一歩前に踏み出すスペースがない場合は、体ごと、できるだけ流し台に近づく、そして、ひざやお腹を流し台のフチにつけて、体を支える支点を増やすという意識が大切です。

×

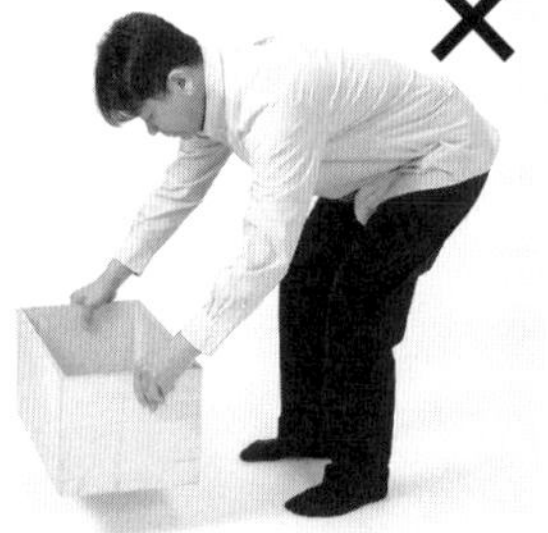

中腰で両足をそろえてモノを持ち上げたり、前かがみになるのは、腰を痛めやすい。

○

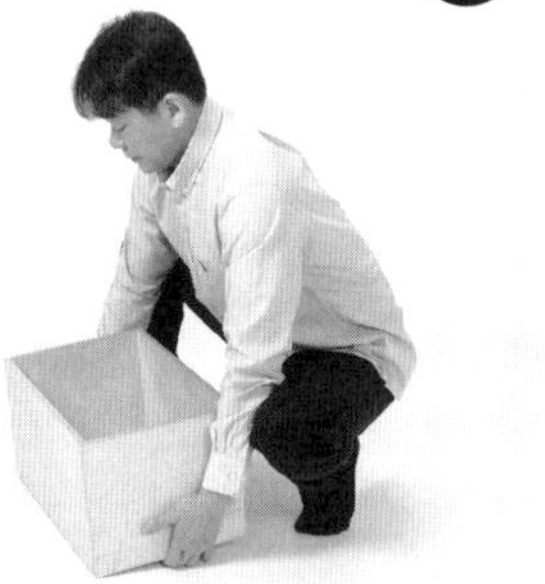

足をそろえずに、ひざを曲げてしゃがみ込み、体の近くでモノを持ち上げると、腰を痛めにくい。

○

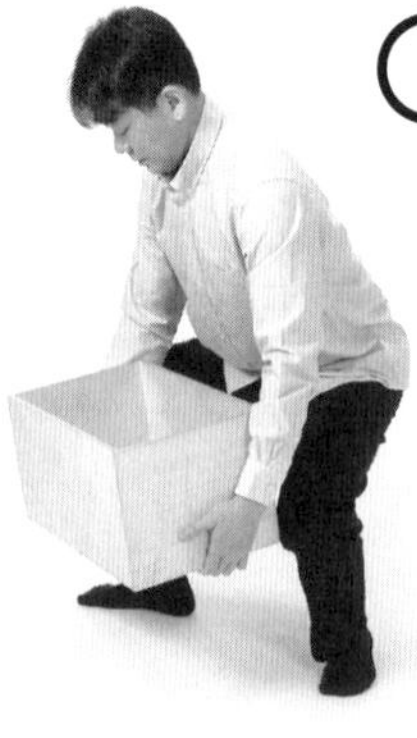

筋肉痛や関節痛が治らないとき

なぜ、痛みを長引かせてはいけないのか

体のどこかに痛みが生じると、それをかばうように、不自然な動作をするようになってしまいます。

たとえば床に落ちたモノを拾い上げる動作で考えてみましょう。

ひざに痛みがあると、ひざを曲げられなくなり、その代わりに、腰を大きく曲げなければならなくなります。

この場合のひざのように、動きが悪くなることを「ハイポモビリティー」といいます。ハイポモビリティー（ひざの痛み）をかばうために、過剰に動かなければならなくなることを、「ハイパーモビリティー」（腰を大きくかがませる）といいます。

一時的なハイパーモビリティーやハイポモビリティーは、特に問題とはなりません。

ところが痛みが長引いてしまうと、痛い関節をかばっている正常な関節までもが過剰な動きにより痛み出す悪循環に陥ってしまいます。この例ではひざの痛みだけでなく、腰も痛み出すというわけです。

また、痛みがなくなった後も、その不自然な動作が固定化してしまって、それが姿勢に悪影響を及ぼすこともあります。

ですから、体のどこかに痛みがある場合は、できるだけ早く治療しなければなりません。

もしも**痛みが長引くようならば、ボールペンマッサージを重点的に行ったり、医者の指導を受けて痛み止めを飲んだり、サポーターで痛い場所を保護したりといった、あらゆる手段を講じて、痛みをやわらげる**ように努めましょう。

ひざ痛が気になる方へ

階段の下りのほうがひざに負担がかかる理由

筋肉は収縮することで力が入ります。

このときにムリに引き伸ばされるような力が加わってしまうと、筋線維《きんせんい》が引きちぎられてしまうことがあります。

ですから、収縮した状態の筋肉を伸ばすような動作が、筋肉にとってはもっとも危険です。

たとえば階段を下りるときが、そのような例です。

階段を下りるとき、片足を下の段に運ぶためには、反対の足で全体重を支えつつ、ひざを曲げていかなければなりません。このとき太もも前にある大腿四頭《だいたいしとう》筋《きん》は、収縮した状態、つまり力を込めた状態でかつ伸ばされます。

ですから階段や坂道を上がるよりも、下るときのほうが、ひざに大きな負担がかかってしまうのです。

ひざが痛い方は、階段や玄関等の段差では、上がるときは痛くないほうの足から、下りるときは痛いほうの足から踏み出しましょう。

つまり、痛いひざはできるだけ曲げずに、伸ばしたまま段差を上り下りするように心がけるのです。

姿勢に自信のない方へ

悪い姿勢は筋肉に負担がかかる

筋肉に負担をかけない動作と同じくらい大切なのが、筋肉に負担をかけない姿勢です。

あなたも、「肩や首がコルのは姿勢が悪いからだ」と思ったことはないでしょうか？

確かに、悪いといわれる姿勢は、筋肉に大きな負担をかけます。

しかし、姿勢の矯正は、決して容易ではありません。

なぜなら、姿勢とは、何十年もの年月を通して形成されてきた、いわゆる〝あなたそのもの〟であり、姿勢にはあなたの生活習慣や動作のクセ、体形までもが大きな影響を及ぼしているからです。

たとえば私たちはふだん、上を向いて作業はあまりしません。

スマホを操作するときも、料理をつくるときも、食事をするときも、パソコンを操作するときも、1日のほとんどは前、または少し下を向いています。

そのため前にせり出した頭部を支えるために、首から背中上部にある筋肉は酷使され、疲労が蓄積します。さらにその逆の体の前面にある筋肉はあまり力を発揮しないため、どんどん弱くなっていきます。

つまり、**よく使う筋肉と、あまり使わない筋肉のアンバランスが生じています。**

この筋肉のアンバランスは、体の前面と背面だけではなく、体の左右にも生じています。

その典型的な例が、利き腕、利き足による筋力のアンバランスです。

私たちには〝利き腕〟〝利き足〟があり、逆の手足に比べて力も強く、使う頻度も多くなっています。

そのため、筋力の違いにより左右の腕の太さが異なったり、骨盤の傾きにより左右の脚の長さが違って見えたりする場合があるのです。

このような筋肉のアンバランスが長期間続いています。

つまり**姿勢は、一時的には正せても、〝正しい〟といわれる姿勢を常に維持するのは非常に困難**です。

ではどうすればよいのでしょうか？

猫背が治せなくても「これ」で解決

猫背の治し方に関する本がたくさんあります。しかしその内容を実践したところで、あなたの猫背は一時的、もしくはほんのちょっぴりしか改善しないのではないでしょうか？

正しい姿勢をとり続けようと意識すると、今まで使われなかった筋肉が疲労し、逆に肩コリや首コリが悪化してしまうことすらあります。

また、一生懸命、姿勢矯正エクササイズに励むのもあまりオススメできません。長い年月をかけて形作られてきたあなたの姿勢が、わずかな時間のエクササイズで変わったりはしません。

どんなにエクササイズに励んでも、ふだん、今までと変わりない姿勢で過ごせば、エクササイズの効果は台無しだからです。

また、長年とり続けてきた姿勢によって、あなたの骨格や関節が変形していることも珍しくありません。この変形を元に戻すには、手術や矯正装具が必要です。ですから姿勢の矯正に固執しすぎてはいけません。

大切なのは、姿勢を矯正しようとするのではなく、**「いつも同じ動作をしない」「いつも同じ姿勢をとらない」**と意識して生活することです。

デスクワーカーの方は仕事の合間に胸を広げながら上腕を外側にねじる。これで肩コリ、首コリなどを予防。

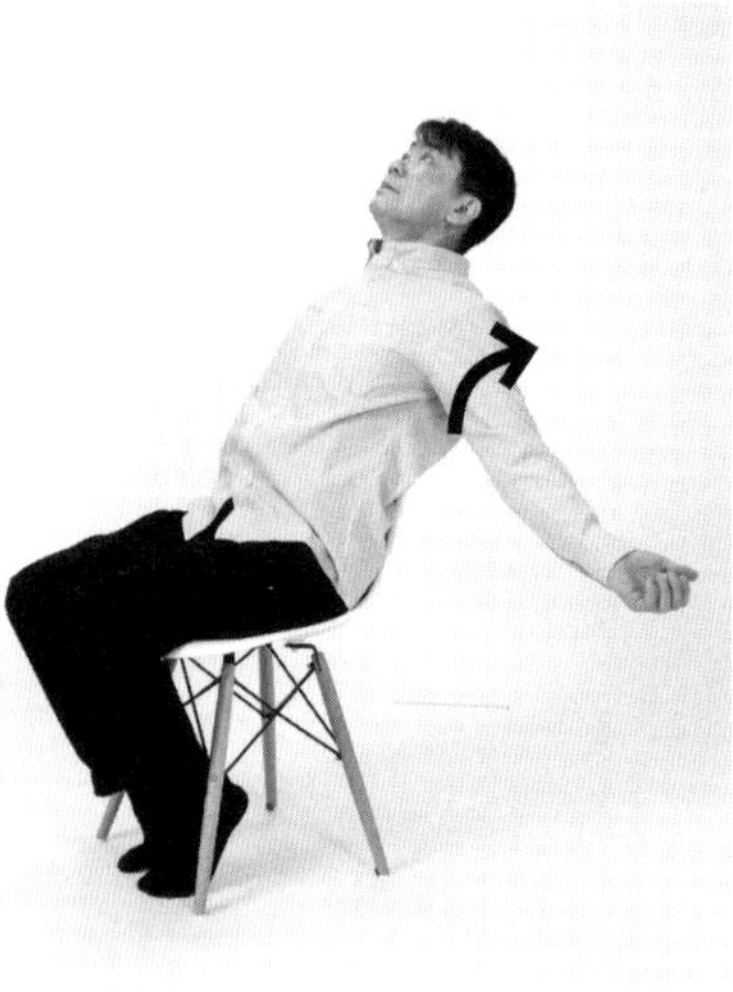

１５４ページの「胸の逆ストレッチ」は筋肉の状態を改善し、「同じ姿勢をとらない」ことをうながすので、姿勢改善に効果バツグンです。

他にも、

・前かがみの姿勢が続いたら、必ず体を大きく反らすようにする。
・右手で荷物を持つだけでなく、時には左手で荷物を持つ。

・いつもとは逆の手でペットボトルのフタを開けてみる。

・スマホで下ばかり見ているなら、ときどき顔を上げる。

・デスクワーカーは腕を内側にいつもしているので、ときどき外側にする。

これらに意識を向けるだけで、筋肉のアンバランスが固定化するのを避けられて、長い目で見れば、姿勢の改善につながるのです。

世間一般に言われている正しい姿勢、美しい姿勢が、必ずしもあなたにとって最善なものとは限りません。

実は、姿勢に関して意識しなければならないことは、たった一つしかありません。

それは１７３ページで述べたように、**頭頂・体の重心・足底を結んだ一直線が、地面に対して垂直に保つ**ように意識することです。

立つときは、常にこの一直線を意識する。

座るときは、骨盤の真上に頭が位置するように意識する。
これだけで、筋力をあまり使わずに、ラクに立ったり座ったりできるようになります。

水分不足やストレスで筋肉は損傷する！

水分や栄養素が不足しても筋肉は損傷します。

カルシウム、マグネシウム、ナトリウム、カリウムといったミネラルは、筋肉や神経の動きを調整しています。そのため、体内のミネラルバランスが崩れると、筋肉の伸び縮みがうまく制御できなくなり、けいれんが起きやすくなります。すると筋硬結もできやすくなります。

しかし、大量の水分摂取だけでは、体内のミネラル濃度を薄くするため、逆効果になってしまうことがあります。ですからこの場合は、水分と一緒に、塩分をとるように心がけなければなりません。

ただし、最近流行りの「塩飴」「塩分タブレット」には糖質も含まれているため、食べすぎには注意が必要です。

熱中症予防のためには、水分と一緒に、純粋な塩をごく少量摂取するだけでOKです。熱中症予防とともに、筋肉のひきつりを予防するので、筋硬結ができにくくなります。

また**精神的なストレスも筋肉にダメージを与える**とわかっています。

精神的なストレスにより自律神経が乱されると、緊張により筋肉が固くなったり、血管が過剰に収縮したり、ホルモン分泌のバランスが崩れたりするためです。

ですから、過剰なストレスを感じながら、ムリヤリ体を動かし続けることほど、健康にとって悪い状態はありません。

ストレス発散のために適度に楽しく運動をするのはよいのですが、**やりすぎややりたくないのに義務感で運動するのは禁物**です。

ボールペンマッサージしたらタンパク質をとろう

そして忘れてはならないのが、タンパク質をしっかりと食べることです。

筋肉の組織の修復にはタンパク質が不可欠です。

ですから、**タンパク質が不足すると、筋肉の損傷がうまく治癒されずに筋硬結ができやすくなります。**

ボールペンマッサージで、どんなに筋肉の損傷治癒を促進しても、その材料となるタンパク質が不足していては意味がありませんから……。

筋肉痛があるとき（腰痛や肩コリがひどいとき）は、とくに意識してタンパク質を摂る必要があります。

夜、寝る前に空腹に耐えられない場合や間食には、お粥《かゆ》やパンといった糖質で

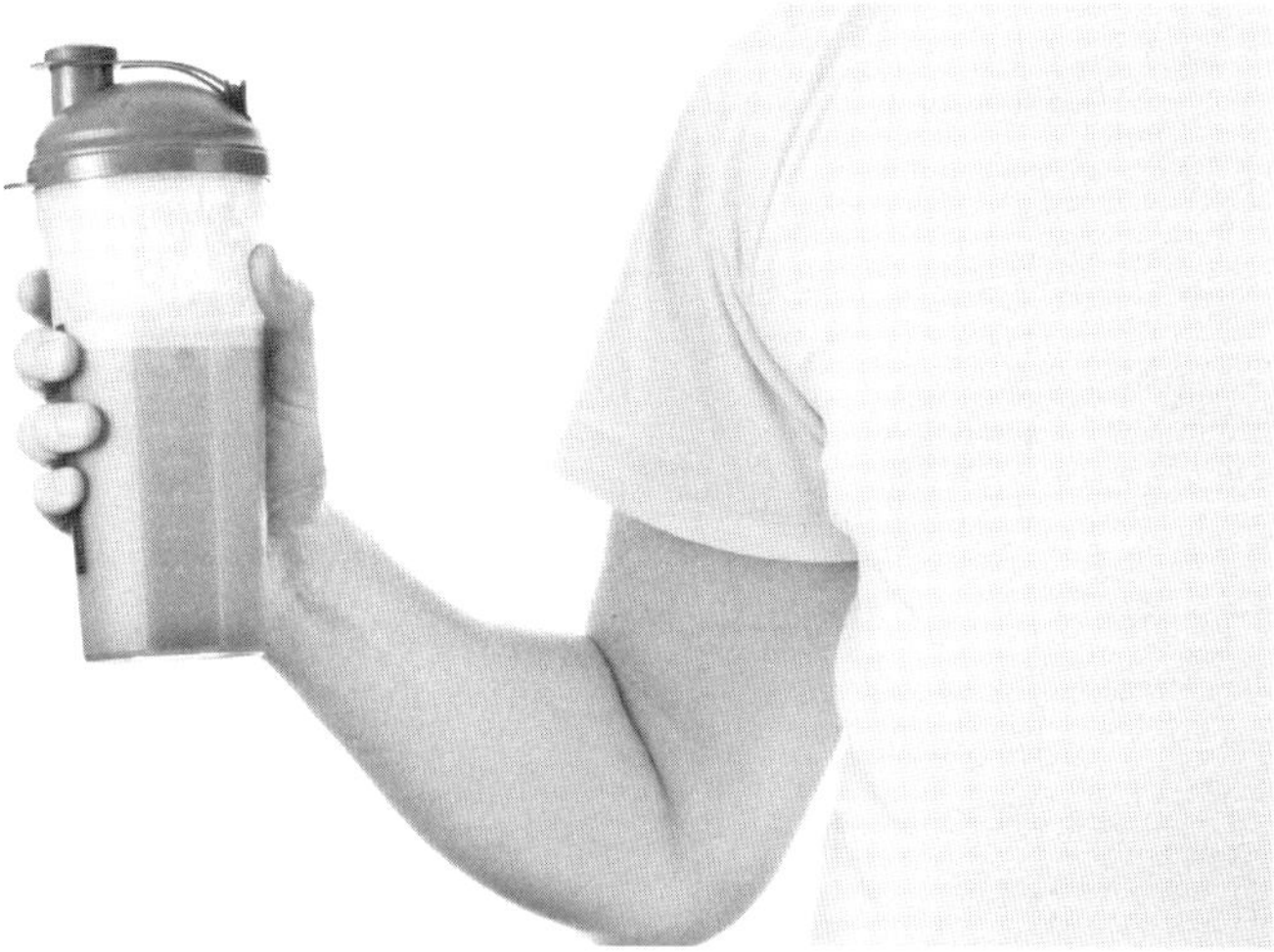

はなく、納豆、ツナ缶、サラダチキンなどのタンパク質の多いものを食べるように心がけましょう。

また、最近では、プロテインの重要性が徐々に認知されているため、チョコレート味のプロテインドリンク、プロテインバーも広く普及しはじめています。甘党にもバッチリですね。

あとがき

私は学生時代から、筋トレ、ランニング、自転車など、さまざまな運動を続けており、50代の今でも週に2〜3回、数十分の運動を行っています。

そのため、私は本書で紹介したボールペンマッサージを常日頃から実践し、筋《きん》硬結《こうけつ》をほぐすように努めています。

仕事から帰宅してテレビを観ながらや寝る前にベッドの中で、また仕事中であってもわずかなスキマ時間を利用して、行っています。

私の場合は、左肩甲挙筋《ひだりけんこうきょきん》&左僧帽筋壁《ひだりそうぼうきんへき》を、1日に1分程度を数回、毎日しています。なぜなら、右利きなので主に右手で患者さんをマッサージするのですが、じつは腕に力を入れて自由に動かすときというのは、逆側が固定されるので私の場合、体の左側がコリ固まりがちなのです。

ランニングした後や翌日も、太もものボールペンマッサージや、股関節周囲のボールペンマッサージは欠かせません。運動の翌日でも、筋肉痛がなければ、マッサージで疲労して固くなった筋肉をほぐしておくとよいのです。

あとはなんとなく、コリ固まった首周りの筋肉や、腰の筋肉など、そのときに違和感を感じたところを、ボールペンマッサージします。

「逆ストレッチ」は、2日に1回くらい、いろいろな部位を数分間行っています。

おかげで、ちょっとした筋肉のコリや違和感は自分で簡単に解消&予防できますし、「はじめに」でもお伝えしたように、変形性頸椎症《へんけいせいけいついしょう》による痛みやシビレも再発していません。

このように、**コリ、痛み、シビレといった症状に自分で適切に対処できることは、非常に大きな安心感をもたらしてくれます。**

私たちは日常生活を送っていれば、歩いているときもデスクワークしているときもいつでも筋肉を使っています。筋肉は動かしたときもじっとしているときも必ず疲労しますし、多かれ少なかれ筋硬結ができています。

この筋硬結を放置してしまうと、本文にあるように、体のいたるところに、コリ、痛み、シビレといった症状が出てきます。

一流のプロスポーツ選手が、試合後やトレーニングの後に、入念な筋肉のマッサージを受けているのを見たことがある方もいらっしゃるでしょう。

彼ら（彼女ら）は、筋肉を酷使した後のケアを怠ると、確実に体が壊れてしまうことをよく理解していますし、そのリスクを減らすために細心の注意を払っています。だからこそ体のメンテナンスにすごく時間とお金をかけるのです。

また、このことは**スポーツをしない人にも当てはまります**。

運動をしていない人は、それこそ筋肉が鍛えられていなくて弱いわけですから、日常生活のわずかな動きで筋肉が疲労してしまいます。

買物でちょっと重たい荷物を持った瞬間に、中腰で掃除機をかけたときに、ずっと同じ姿勢でパソコンを操作したり、うつむいてスマホを見続けたりしただけで、筋肉は疲労し筋硬結ができてしまいます。

ラクな姿勢でテレビを観ているようでも、首が少し横を向き続けているがゆえに、首の筋肉に筋硬結ができてしまうケースも珍しくはありません。

そして、健康によかれと思って、または趣味で**スポーツを楽しんでいる方々にも当てはまります。**

ウォーキングやランニングは、同じ動作を延々と繰り返します。

ですからランナーやウォーカーの太ももやお尻の筋肉は筋硬結だらけです。これを放置したままランニングやウォーキングをするからひざの関節や股関節が痛くなるのです。

ゴルフは腰や肩をねじるスポーツの代表です。慢性的な腰の痛みに悩まされているゴルファーが後を絶ちませんが、これもゴルフをした後に腰の筋肉のケアをしていないがゆえなのです。

テニスをした後は、ひじを動かす筋肉をマッサージしておかなければ、遅かれ早かれテニスひじに悩まされるようになるでしょう。

スイミングでは、水をかくために肩を、息継ぎするために首を大きく動かしますから、首や肩の筋肉には筋硬結ができているでしょう。

つまりプロスポーツ選手でなくても、筋肉を使った後は筋肉が疲労し、筋硬結ができているのは明らかなのです。

にもかかわらず、ほとんどの人が筋肉について知らないので、スポーツした後に筋肉をケアしません。

スポーツを楽しむのはいいですが、末永くスポーツを楽しむためにも、常日頃から筋硬結をほぐすことをぜひ心がけてほしいのです。

さらに、**「加齢」**の問題もあります。

加齢に伴う筋肉の衰えは、筋硬結ができてしまう危険性を何倍にもしてしまいます。私も、歳をとるにしたがって明らかに疲労からの回復に時間がかかるようになっていますし、筋肉も簡単にコリ固まってしまうようになりました。

「加齢なんてまだまだ先の話」と思っていても、運動習慣のない方なら、30歳を過ぎたあたりから、明らかに体力の衰えを感じるはずです。

「自分は若い」と思っている人にとっても筋硬結は決して他人事ではないのです。

筋肉の衰えを防ぐために、何かしらの運動をする人もいらっしゃいますが、繰り返し言うように、運動していようがしていまいが、筋肉は使えば必ず疲労し、多かれ少なかれ筋硬結ができてしまうものなのです。

ですから、どんなときも、筋肉内にできた筋硬結のボールペンマッサージが大切だということを決して忘れないでください。

「筋肉をケアする方法」と**「筋肉を強くする方法」**。

つまり、これは**「ボールペンマッサージ」**と**「逆ストレッチ」**です。

この2つの側面から体にアプローチすることこそ、あらゆる人が取り組むべき必須の健康法であると私は信じています。

みなさまにコリや痛みのない人生を送っていただけたら、著者として心から嬉しく思います。

石部伸之

参考文献

・トリガーポイント・マニュアルⅠⅡ（日本語）－１９９２／３／20　ジャネット・トラベル

・トリガーポイント・マニュアルⅢⅣ（日本語）－１９９２／３／20　ジャネット・トラベル

・誰でもできるトリガーポイントの探し方・治し方－２０１０／３／10　Clair Davies,Amber Davies

石部伸之（いしべ・のぶゆき）

岡山県倉敷市出身。玉野市在住。理学療法士、准看護士、介護支援専門員。デルタフォースジム主宰。勤務する病院でさまざまな疾患のリハビリテーションを行っている。その豊富な臨床経験から、独自のリハビリテーションである逆ストレッチを考案し、日々、実践指導をしている。また、トライアスロン大会やマラソン大会に積極的に参加しているアスリートでもある。近著に『ダイエット、筋肉強化、腰痛・肩こりに効果絶大! 7秒「逆」ストレッチ』（PHP研究所）

連絡先はbpm@spartan-log.com

●ツイッター

https://twitter.com/iibenn

●ユーチューブ

https://www.youtube.com/channel/UCVnmVwVj_9y0h710cAPP6yw

●ブログ

https://spartan-log.com/

たった５秒で

痛みを治す！

ほぐすだけ

ボールペンマッサージ

2021年４月30日　第1版第1刷

著者	石部伸之
発行者	伊藤岳人
発行所	株式会社廣済堂出版 〒101－0052 東京都千代田区神田小川町2-3-13 M&Cビル7F
電話	03－6703－0964（編集） 03－6703－0962（販売）
FAX	03－6703－0963（販売）
振替	00180-0-164137
URL	https://www.kosaido-pub.co.jp
印刷所 製本所	株式会社廣済堂

ISBN978-4-331-52330-8　C0095